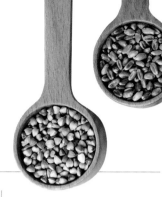

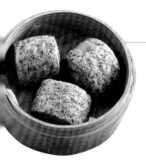

2021 最新版食物代換圖鑑

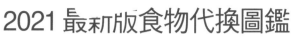

做自己的營養師

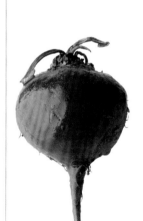
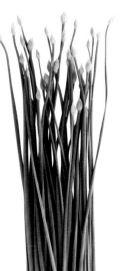
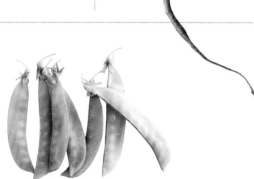

目錄

每一個人都應該做自己的營養師

「每一個人都應該做自己的營養師」，陪先生走過27年抗癌路，這是我最深的感觸和心得。因為食物常是我們失去健康的禍首，也是我們提升免疫、重獲健康的主要憑藉。

從對營養完全無知，先生罹癌開刀後，才開始摸索著幫他調養身體，以避免可怕的轉移和復發；到對食物的營養如數家珍，隨手就可以做出幾道營養可口的飯菜；不僅研發出每天用真食物、好食物、全食物打成精力湯、豆穀漿，補充營養、提升免疫力，還出書分享大家，幫助許多讀者重拾健康。這一路走來我見證飲食對健康的影響力，飲食營養變成我生活、研究的重心，也是我離開新聞界後跟大家溝通的主旋律。

在摸索的過程中，我發現均衡多元是健康飲食很重要的原則，也是一般人最容易犯錯的地方。很多人以為飲食清淡或者多吃蔬果就可以保持健康，卻疏忽了每一種營養適量搭配的重要性。而要學會適量搭配，除了要瞭解食物的分類，更要對每種食物的份量有清楚的認知，而這也是我在學習「當自己的營養師」中最費力的地方，因為常常需要查核、比對，以確認食物份量。

於是，出任癌症關懷基金會董事長之後，就邀請許多營養學教授和營養師一起努力，想把複雜的營養學變簡單，讓癌友可以學會「做自己的營養師」，幫自己和家人的飲食把關，一天三餐都可以藉吃對食物促進健康。

經過不斷的嘗試和努力，資深營養師黃翠華和黃淑惠合作發展出一套簡單易懂的教學模式，讓癌友能在短短六堂課的時間學會食物分類、食物份量，和用飲食防癌、抗癌、改正飲食習慣的方法。再加上負責專班的黃書宜營養師，組成了鐵三角，在一次次的教學和協助癌友的過程中，不斷結合所有參與者的經驗，進行修正和深化，不僅讓許多癌友改善健康狀況，也幫助癌友家屬成功減重、改善三高等慢性病。

　　這次她們三黃合體，帶領基金會團隊完成了 《做自己的營養師》這本實用的工具書，內容除了有基金會多年來指導癌友與民眾的課程內容，更包含了2018最新版的食物圖鑑。圖鑑與食物等大，因此只需比對就可以了解食物的營養和熱量，再附上詳細的解說，和外食指南，有了這本工具書，就像把營養師帶回家，隨時隨地都可以解決疑難雜症。

　　不論你是想減肥、維持健康或逆轉疾病，這本工具書都能幫助你吃對食物，照顧好自己的健康，減少家人負擔，打下幸福、快樂的基礎。更好的是兩位善心的作者把版稅捐給基金會，用以幫助更多人防癌、抗癌，所以你也播下善心的種籽。

癌症關懷基金會 董事長
陳月卿

金惠民

中華民國營養師公會全國聯合會理事長

輔仁大學／實踐大學兼任副教授

台灣營養學會常務理事

學會「做自己的營養師」
你將獲益匪淺

在擔任營養師全國聯合會理事長任內，翠華是我的秘書長；那段時間裡，她與癌症關懷基金會結緣。由於月卿女士推動「全食物」的概念與營養師「飲食療養」的專業精神不謀而合，因而，照顧癌症病友們，甚至擴大到他（她）們的家人，以及成長中的學童，讓翠華執行長在基金會持續紮根、奉獻。

現代的加工食品吸引、改變了人們的味蕾，若是在我們日常飲食中比例過高，日積月累，慢性疾病就悄然上身！本書將基金會日常照顧癌友們的均衡營養及飲食份量概念，原態食物的小檔案、營養分析及健康優勢整理出來，以淺顯易懂的文字娓娓道來，教導人們做自己的營養師，相信可以讓更多人獲益。

陳惟華

食物醫學專家

三軍總醫院基隆分院
首任院長

英國牛津大學神經學博士

台北市愛家自然診所院長

癌症關懷基金會董事

三軍總醫院
兼任主治醫師暨副教授

經濟部「衛生及醫療器材
國家標準技術委員會」委員

終身受用的營養葵花寶典

　　癌症關懷基金會一群專業的營養師們，奉獻她們十多年的臨床經驗，愛心地出版「做自己的營養師」這本書，讓想要健康的人們、病友和癌友都能夠輕鬆找出自己的黃金密碼C與P，正確地掌握食物中的營養密碼，吃得健康進而可以預防慢性病和抗癌。並且，書中有最新版的食物代換圖鑑，包含190種生活常見食材1：1食物圖解，對於進一步想了解臨床營養學的醫護人員也是一本非常實用的工具書，推薦非營養師背景的醫療人員可以人手一冊這本值得終身擁有的好書。

金美雲

臺北醫學大學兼任講師

中華民國營養師公會全國聯
合會前理事長

衛生福利部雙和醫院營養室
主任

健康就是：走到哪「營養」到哪

　　多年來台灣的慢性病、肥胖與癌症的發生率節節攀升，而且越來越年輕化，對於長年服務於醫療機構的我，每天看到病人的無助與痛苦，體會更深。其實大多數的疾病是可以透過健康飲食得以預防與改善，但如何有效幫助民眾「知道並做到」，就是關鍵之所在了。本書除了將營養知識化為簡單好記的3招4式與外食3要，同時提供最新版與實物等大的圖鑑，方便直接比對，還有外食隨身小冊，讓讀者走到哪「營養」到哪，相當實用，也用心良苦。因此我真情推薦！

楊淑惠

臺北醫學大學保健營養學系
教授

臺北醫學大學營養學院高齡
營養研究中心社區營養組
組長

台灣營養學會監事

台灣素食營養學會監事

中華民國肥胖研究學會監事

癌症關懷基金會董事

台灣癌症基金會顧問

保健之計在營養

「養生」、「養身」，為什麼起心動念想做這件事情？打從在娘胎藉由臍帶血供給胎兒需要的營養，到出生後張口會哭與會吃，我們此生跟食物就結下強過於「三生三世」的緣分。「食物」給與營養維持我們的生命，「食物」可以配合疾病的需求輔助治療。所以說「保健之計在營養」。

癌症關懷基金會長期關心癌友與民眾的健康，今以實證的基礎配合其多年的實務經驗撰寫《做自己的營養師》給予民眾簡易實作的3招4式和外食3要，藉由書裡的知識試著做自己的營養師吧！

許慧雅

高雄市營養師公會常務監事
／前理事長

高雄榮民總醫院營養師

中華民國營養師公會全國聯
合會監事／公關暨行銷委員
會召委／社區營養委員會委
員

台灣高齡照護暨教育協會理
事

台灣老人照護暨健康促進學
會理事

高雄市腦中風病友協會理事

高雄市政府長期照顧推動小
組委員

吃出營養擁抱健康

黃翠華營養師與我相識多年，是我亦師亦友的好姊妹，也是我學習的典範。從她擔任癌症關懷基金會執行長以來，一直致力於營養教育的深耕與推廣，不只是幫助癌友從飲食重拾健康，更深入校園從事學童營養教育扎根。

《做自己的營養師》一書除了有六大類食物營養知識的介紹，主要是將衛福部2018年最新版的食物代換份量表，以1：1圖片呈現，讓民眾可以更清楚知道食物的份量，要吃得好也要吃得巧，善用食物分類與代換，達到吃出營養擁抱健康，遠離疾病享受生活的美好。

黃淑惠

癌症關懷基金會董事

台北市郵政醫院營養師

台北市長期照護居家營養師

康寧大學營養學兼任講師

享受健康，
就從「做自己的營養師」開始

從事營養師工作30餘年，經驗告訴我們，想要徹底改造一個人的飲食型態，不是一次、兩次的營養衛教就可以翻轉的過來的。畢竟一輩子既定的飲食習慣不是說改就能改得了的。一定要對食物的營養特性、生理功能都有正確認知，才能選對食物，吃對份量。

八年前，謝謝月卿姐和癌症關懷基金會給我和翠華機會，嘗試建立了每期長達3個月的「癌友飲食指導專班」。我們建立了一套比較容易瞭解的飲食規則，將複雜的食物份量概念用簡單的器具如碗、湯匙來將以量化，期待幫助癌友們更容易調整自己的飲食邁向健康。

一路走來，深深感覺如果能夠將這套指導方案訴諸文字，是不是可以讓更多人受惠？藉著文字傳播，是不是效果會更廣？謝謝翠華不辭辛苦著手編寫，終於看到《做自己的營養師》要出版了，真心期望這本書能幫助大眾對食物有更深瞭解，懂得如何替換食物與拿捏份量，大家真的都能成自己的營養師！

做自己的營養師12堂課

送給想要健康、想控制體重的你；也送給癌友、飽受慢性病之苦的朋友。

　　十年前的一個心願～用全食物健康吃，幫助國人降低罹癌風險。在癌症關懷基金會陳月卿董事長的真情號召，首屆董事台大蕭寧馨教授與北醫韓柏檉教授的指導與支持下，我與同學黃淑惠營養師及基金會同仁努力在台北開辦了「第一梯」為期半年的癌友飲食指導專班。成功出擊後，我們陸續籌組北中南三地的營養師團隊、志工群，並得到陳耀祖董事贊助場地與大侑同仁的協助，累計至今已有近30梯次。

　　我們利用3個月六堂課，便能成功幫助無數癌友從完全沒有飲食概念，到能將食物精準分類，並計算份量，管理好自己的飲食，也改掉根深蒂固的不良飲食習慣。看到許多癌友氣色體力變好了、直直落的體重守住了、老甩不掉的肥肉減了、血脂肪改善了、抗癌路更加順利了…，內心真是既欣慰又感動！但是，只靠基金會的努力，能照顧到的人數有限，為了能幫助更多人，我決定撰寫本書，將多年來的教學經驗與內容與你分享！

　　營養照護專業知識需要持續更新，本書也納入權威級世界癌症研究基金會公布的2018最新防癌報告，與2020美國癌症學會的全球最新防癌指引。基金會的董事能量醫學專家許瑞云醫師常提供寶貴建議，自然醫學專家陳惟華醫師更經常為我們搜集全球可信度高的文獻報告並給予指導，這些堅強的專業後盾正是本書的依據，也是多年來基金會健康推廣上的教材資料來源。

　　有了專業，下一個考驗是如何「**有效教、輕鬆學**」。十年多來，舉辦過許多專班、半日班與健康推廣課程，讓我們對怎麼教最有效，尤其透過為期三個月的專班學員書寫的飲食記錄，調整教法確認效果，累積相當難得又寶貴的經驗，也為

本書的實用性奠定扎實的基礎。我們的心念～就是要你輕鬆有趣學會「做自己的營養師」，進而學會對自己的飲食與體重掌控自若，健康一定跟著來！

適逢國健署修訂國人飲食指南，同時也依據最新版的食物成分分析資料庫與最食物代換份量表，由黃書宜營養師（本書第二作者）帶領北醫學妹與基金會營養師群：林郁婷、陳辰洵、吳媖君、葉嘉豐、楊川瑩，與同仁吳玟誼、柯苡庭、黃雅慧及林惠雪，大家分工合作完成，也萬分感謝前同事劉騏綸自掏腰包購買小攝影棚等配備，還有現任周信成協助完成拍攝工作，大家全心全意地努力，期盼這本愛的寶典能幫助有緣的你更健康、更快樂！

面對遍地林立的美食誘惑，本書第11章將教你「外食3要」以及「秒懂包裝食品標示」，除了提供常見外食的圖鑑與各式餐食一覽表，更製作成方便攜帶「外食寶典」，讓你簡單搞清楚自己吃了什麼與如何不失控。

在此誠摯地感謝陳月卿董事長的大力支持與推薦，與基金會董事黃淑惠營養師百忙中擔任本書的總校閱，方得以大功告成。也要向多年好友張淑貞社長與他的專業團隊致上最深的謝意，沒有好友的支持與鼓勵，夢想難以實現。

做為一個營養師，我非常感恩我的師父太極門掌門人洪道子博士，常常提醒我「心」的功夫，食物的養生固然重要，心的安定與快樂更是關鍵，養生同時要養心，心要保持歡喜快樂，身體才會健康，在此也與讀者們共勉。

誠心期待當你翻開本書，就是健康的開始！請把本書放在餐桌上隨時查閱與提醒，隨身小手冊走到哪帶到哪，伴隨著我們滿滿的愛，你邁向健康之路將充滿希望！

黃翠華

「食物是最好的醫藥」

　　捫心自問，我們從小有接受過營養教育嗎？

　　相信很多人的答案和我一樣，少之又少吧！一直到自己考取營養師證照，都不見得會吃、懂吃，真正讓我關注自己的飲食，是在醫院的那段經歷，照顧癌症病友，看著他們承受辛苦的治療，面臨體重的流失，抗癌意志的消磨，心疼他們也憂心自己，在在提醒「預防」的重要性，是該好好利用所學，為自己及家人打好健康根基。

　　在過往的自身經驗，我體認到：
　　良好的飲食，可以讓長年胃痛的我，十年不再犯。
　　正確的飲食，可以讓生了二胎的我，體重如常。
　　健康的飲食，可以讓高血壓的父親、高血脂的母親，控制得宜。

　　如今，在癌症關懷基金會，我再次見證「食物是最好的醫藥」，原本宣判四期的癌症病友竟能腫瘤消失、重返健康，是奇蹟嗎？不是！是堅持，是改變！人生是一餐一餐累積而成的，千萬別讓自己變食盲，只要你願意，細細研讀此書，並將這些知識轉化為行動的力量，持之以恆地做，您也能「做自己的營養師」、並幫助家人遠離各種慢性病與癌症的威脅。

　　當然，您購買此書的同時，不僅是改變未來的開始，也是給癌症關懷基金會一個實質鼓勵，本書全數版稅將捐助更多癌症家庭遠離病痛，我們也衷心地祝福您：健康快樂！

黃書宜

計量工具說明白

　　定量是帶領你精準認識食物的第一步，拿出自己最常用的碗、湯匙、盤、湯碗比一比，當使用本書比對食物時，就正確無誤了！

　　讀完以下，是否讀到我們的三心～真心、用心與貼心。

湯匙

容量15c.c.
湯匙全長＝16公分
盛裝面＝8公分×4.8公分×深度1.2公分

一般定量多使用量匙（整串最大的一支）最標準，但多年來指導學員，常反應量匙不實用也不好舀菜，而免洗湯匙，響應環保不建議，因此選取最容易買到的不鏽鋼匙，大小如圖。建議準備一支隨身攜帶，定量、健康又環保！

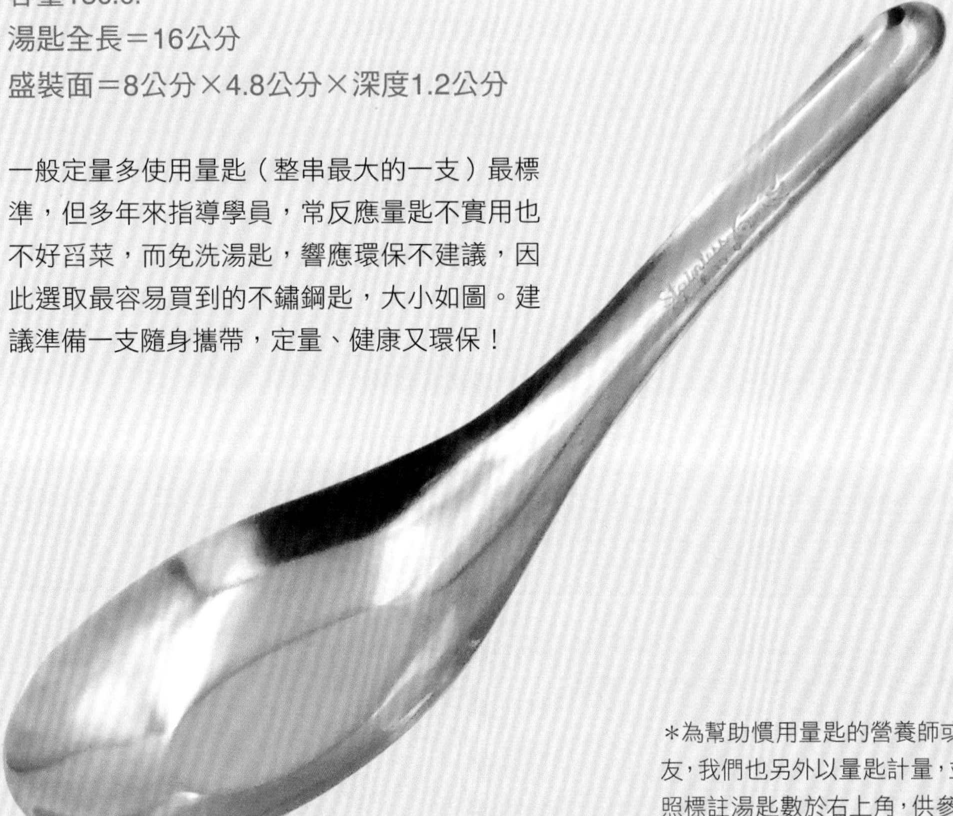

＊為幫助慣用量匙的營養師或朋友，我們也另外以量匙計量，並拍照標註湯匙數於右上角，供參考！

飯碗

容量240c.c.
白碗最外圍＝直徑11公分×高5.5公分
內圈＝直徑10.1公分×深度4.8公分

可以找量杯量家中的碗，或秤水重240公克。請找一個尺
寸與本標準碗大小最接近的，做為經常使用的碗。

＊為便於看到側面，我們也很難得的找到一個240c.c.的玻璃標
準碗拍側面圖供參考，希望你感受到我們滿滿的真心與用心。

湯碗（外食篇使用）

玻璃湯碗最外圍＝直徑14公分×高6.3公分
內圈＝直徑13.4公分×深度6公分

大小約與一般店家常用的湯碗等大（常見材質為美耐皿
或紙碗），以玻璃碗呈現是為了方便你看到內容物與側
面。本書外食篇則盡量以整份呈現，較能接近實際狀
況，可是湯碗較大，無法以1：1呈現，因此加註縮小比
例供參考。

大盤（外食篇使用）

白盤最外圍＝直徑24.5公分
內圈＝直徑15公分×深度1公分

大小約與一般簡餐常用的盤子等大
（常見材質為瓷器、美耐皿或紙
盤）。本書外食篇盡量以整份呈現
較能接近實際狀況，可是盤子較
大，無法以1：1呈現，因此加註縮
小比例供參考。

Chapter 1

諾貝爾獎得主梅奇尼可夫教授的忠告

為什麼本書是終身受益的寶典？

「You are what you eat（人如其食）」、「Death begins in the colon（死亡從大腸開始）」（諾貝爾獎得主／乳酸菌之父梅奇尼可夫的名言），我們大可透過吃來決定健康，而非毀掉健康。但要怎麼吃呢？許多癌友常問：「老師，我向來都很重視養生，也都會盡量多吃蔬菜水果呀！」對於吃，你的了解足夠嗎？會不會自我感覺良好？

多年指導學員的經驗，結業時，學員總是出現很多驚嘆號！「原來差這麼大！」、「我的蛋白質P不夠，醣類C也不夠，難怪怎麼吃都不會胖！」、「我終於了解為什麼才吃一點點也會胖了！」、「太神奇了，吃飽飽也會瘦。」……。結業典禮上，芳芳神清氣爽地分享自己體力變好了，王大哥高興地訴說著自己三高不見了，蒼白美女文子臉上出現了像輕刷腮紅一般的紅潤……，感動的例子比比皆是。想不想像他們一樣收穫滿滿？請跟著我們一起進入奇妙的食物王國，深入探討並學會掌控飲食，你將發現吃美食也可以很健康。

本書的特色

❶ 簡單好記的健康原則─3招4式＋外食3要
只要記得原則，走遍天下都適用。照著做，鐵定帶你走向健康大道！

❷ 跟著步驟

「體」檢 → 熱量推算 → 黃金密碼

你就榮任自己的專屬營養師

依照步驟與案例做，讓你一學就會。牢記黃金密碼，走遍天下，就算外食，也依舊可以做好份量控制。

❸ 常用食材1：1圖解，輕鬆透視食物的秘密

把食物放進碗、湯匙裡，直接與圖鑑比對，並附有透明碗的側面照，該吃多少、有多少營養、需要注意什麼，一目了然。

❹ 外食聰明吃？就從外食3要＋外食圖解開始

掌握好記的原則，記住你的黃金密碼，只要掐指一算，接下來怎麼吃，就能胸有成竹，年復一年輕鬆維持好身材！

章節介紹

第1章　為什麼本書是終身受益的寶典？！

第2章　「就這樣，我學會吃出健康！」

透過過來人的現身說法，幫助你建立堅強打不敗的信心，只要建立強韌的信念並採取積極的改變行動，保證有效，且終身受益。

第3章　男女老少皆適用的3招4式

掌握簡單好記的原則，馬上由心念與態度出發，從買菜或外食選餐廳與點餐開始落實，不出兩個月必定看到好成果。

第4章　成為自己的營養師

你給我一小時，我給你一輩子！融合第2章的原則並跟著本章步驟，一步步計算自己的黃金密碼，尤其掌握C、P值，你將擁有超高CP值的美好人生！

第5~10章　食物中的秘密

台灣的食物分類是依據實際成分分析結果，把含量相似的歸在同一類，共分為六大類，以方便大家藉由不同類別的食物選擇，達到均衡攝取的目標。但同類不同食物都是一樣的份量嗎？一碗飯等於一碗麵或米粉嗎？糖尿病只可以吃不甜的芭樂嗎？該怎麼吃可以吃飽飽又維持好身材？以下請看各章節營養師的專業建議，與食物等比例圖鑑。

- 第5章　　**C**全穀雜糧類（＋最新版食物圖鑑）
- 第6章　　**P**豆魚蛋肉類（＋最新版食物圖鑑）
- 第7章　　**V**蔬菜類（＋最新版食物圖鑑）
- 第8章　　**F**水果類（＋最新版食物圖鑑）
- 第9章　　**O**油脂與堅果種籽類（＋最新版食物圖鑑）
- 第10章　　**M**乳品類（＋最新版食物圖鑑）

> 了解第3章的原則，接著完成第4章的飲食計畫，再參考第5-10章各類食物的說明與圖解，讓你透過圖示輕鬆認識身邊常見的食物，彷彿拿著放大鏡透視食物的營養與熱量，更重要的你將進入「什麼都吃，也怎麼吃都在掌握中」，勝卷在握的境界。

第11章　外食族看這邊！

　許多人問我「營養師你吃牛排嗎？吃到飽？喜宴？……」。為什麼你不會身材走樣？答案就在本章。透過簡單的外食3要，加上圖解及「外食對照表」，你將開始認識吃下肚的東西，並輕鬆搞定平衡與順序的掌控，讓你縱使外食也過關。包裝食品學問大，小小一包，就可以壞了健康，日積月累問題更大，投資時間好好研究「秒懂包裝食品標示」，將終身受益！還可與同桌親朋好友分享你學到的祕技，幫助親友也成為健康養生高手！當然，人手一本工具書，是幫助親友提高成功率的必備要件！

第12章 每天「2杯」—發揮速效健康法！

　　美食當前好難抵擋，代代相傳的飲食習慣一時間也改不來，但健康不能等。如何發揮速效，就從每天兩杯做起！每天10分鐘，不怕食安來威脅，有時外食也不怕。健康、防癌的種籽就悄悄的在你身上播種發芽與成長，日積月累便能扎下厚實的健康根基。還有多款簡單好喝的食譜，想換口味也OK！

值得終身擁有的好書
送禮自用，更要做公益！

是否感受到本書超級實用又能量滿滿？出版本書真誠的期許～要你健康！所得到的所有收入，全數用以幫助癌友學會自我飲食照顧並推己及人。更將投入全台灣學童的飲食教育推動，幫助孩子學會健康飲食、遠離疾病，無論都市鄉村，未來每個孩子可以健康快樂成長！與閱讀本書的你，一起健康快樂！誠摯邀請你加入我們的行列，成就社會共好！

Chapter 2

過來人的成功故事

「就這樣，我學會吃出健康！」

歡迎加入「全食物營養研究所」的大家庭！這是基金會所開辦為期3個月的「癌友飲食指導專班」課程，目標是改造學員的飲食習慣，幫助他們找回健康。專班的學員上課期間的3個月，天天寫作業，隔週便背著書包上學去，上的是幫助自己與周遭的人一輩子健康實用的「營養研究所」呦！且聽過來人細細道來。

case 1

華妹 47 歲 乳癌 2 期

生病之前的華妹，整天忙於工作與家庭。為了維持良好的形象避免身材走樣，飯麵等主食很少吃，因上班關係，魚類等蛋白質食物也吃得少，沒在注意自己吃些什麼。

基金會教了我什麼？

華妹表示：老師提供我個人專屬的黃金密碼、指導我如何估算各種食物的量，與正確食材選擇及烹煮方式。

上課後怎麼吃？

專班畢業大約半年了，我每天喝兩杯（豆穀漿+精力湯），也會依據我的黃金密碼選擇食物與份量，偶爾就寫一下記錄，檢視自己的飲食，提醒自己要吃得好吃得對。

執行上的困難與挑戰？如何克服？

留職停薪休假結束回到職場，生活又變得很忙，最要克服的是每天兩杯食材準備的費時及採購問題。我就利用周末買齊材料，做成兩個禮拜的冷凍包，就可以輕鬆享受了。

目前我的狀況如何？

精力及體能狀況穩定、情緒平穩、不安害怕感降低。

我還想說……

謝謝基金會及老師的指導，讓我獲益良多，這是非常棒的課程，值得大大推廣！

富裕 40歲男性 腦部淋巴癌 4 期

從事旅遊業，認真、專業、負責的富裕，對於吃始終忽視，工作忙時吃得少，有時間就亂吃。身高近175公分，體重卻長期偏瘦，只有53公斤上下。現在的他，開朗陽光，怎麼樣都很難想像兩年多前的他，已經準備向哥哥交代後事了。

基金會教了我什麼？

富裕開心地説到：基金會教我認識食物的分類，並由不同食物類別中選擇，就會吃得均衡。還有如何計算自己的份量，也學會怎麼製作健康的飲品。這些都是我先前完全不會的。

上課後怎麼吃？

按照老師教的吃，尤其是掌握我的黃金密碼。從不間斷地喝健康兩杯綜合版，我每天一定要喝了才出門上班。

執行上的困難與挑戰？如何克服？

對食物不太認識的我，剛開始學習的時候，實在不知道怎麼吃能讓食物的色彩豐富？外食怎麼吃可以做到多樣性？透過與老師同學的討論，逐漸學會怎麼買怎麼煮。

目前我的狀況如何？

好高興，原本化療放療都沒有效的腫瘤不見了，連醫師都開心地告訴我：「非常好啊！全部都沒了，這真的是一個奇蹟。」只是原本腫瘤壓迫到運動神經造成腳的問題，目前走路還是不太方便。還有我現在的體重已經增加到很標準的70 公斤了，YA～

我還想説……

真的很感謝基金會對我的幫助，因此我也很樂意將我的成功經驗與大家分享，希望可以幫助更多人。歡迎上基金會的官網或臉書，可以看到我的故事喔！

芳芳　57歲女性　肝癌1期

芳芳是個急性子，加上工作壓力大，成了急急急的匆忙上班族，還有困擾許久的失眠問題。生病之前的芳芳也很注重飲食，典型的一餐就是白米飯、煎魚、滷肉一鍋，加上青菜與飯後水果，色彩單調沒什麼變化。

基金會教了我什麼？

芳芳開心地表示：學會每天喝兩杯，還有如何吃到多種類的蔬菜、水果、堅果與豆類和全穀類。這些都是以前很少出現在餐桌上的食物。

上課後怎麼吃？

現在的芳芳覺得：對於吃很簡單，就是依照老師上課中教的方法就可以了。

執行上的困難與挑戰？如何克服？

沒什麼困難，習慣了！

目前我的狀況如何？

吃得好、睡得好，心情愉悅，打算一直這樣繼續執行。

我還想說……

還好有到基金會上課，改變觀念，改掉以前錯誤的飲食方法。

文文 54歲女性 乳癌1期

斯文清秀、總帶點憂愁的文文，一個人住，三餐幾乎全外食，對於採買食材、洗菜、切菜從小沒做過，烹飪更是一竅不通。生病以後，只吃蔬菜、水果、堅果和蛋，心想自己這樣吃一定很健康。

基金會教了我什麼？

文文很肯定地說：讓我了解飲食均衡及心情平和對身體健康的影響及重要性。開心快樂回歸自然，食物要多樣、適量、全食物及健康用油。

上課後怎麼吃？

學會如何提高長期疏忽的醣類跟蛋白質，也學會自己烹煮，大幅減少外食，當外食的時候，也知道怎麼選擇。

執行上的困難與挑戰？如何克服？

一開始很辛苦，從頭學起，老師與同學就成了我最好的詢問對象。從起初準備食物的苦瓜臉，逐漸適應後，烹調食物時，我笑得出來了。第二個挑戰：因為吃素，蛋白質不容易達到我的黃金密碼。還好老師教會我改用十穀米及增加豆類豆腐攝取，還有偶爾吃不夠時，補充無糖優酪乳。

目前我的狀況如何？

會注意檢討每天食物有否達到老師教導的黃金密碼，持續每天兩杯。

我還想說……

食物是影響身體最直接的因素，病從口入，健康也是由口開始。感謝老師教導，糾正我長期錯誤又自以為健康的飲食習慣。

濤哥 68歲 攝護腺癌 3 期

　　從事教職工作非常認真的濤哥，常被親友戲稱為生肖屬螞蟻，整日忙工作忽略健康。平常超喜歡吃甜食與肉類，幾乎到了無肉不歡的地步。

基金會教了我什麼？

濤哥很誠懇地回答：讓我認識什麼是真食物、好食物、全食物，還有我自己的黃金密碼。

上課後怎麼吃？

我就戒肉戒糖，跟著密碼走。還有盡量做到每天健康兩杯。

執行上的困難與挑戰？如何克服？

積習難改，還是得改。

目前我的狀況如何？

去年剛退休，現在可以四處跑，做自己想做的事，照顧我的果園，對一個近七十歲的癌友而言，算堪用！

我還想說⋯⋯

感謝老師，感謝基金會，感謝老天！

宜哥 53歲 腸胃道基質瘤 3期

三年多前宜哥因一次腸道大量失血昏倒，進而確診罹患了大多數人聽不懂的腸胃道基質瘤三期，手術切除了十二指腸、膽囊與部份胰臟。回想起生病前宜哥對吃很隨性，想吃什麼就吃什麼，特別喜歡煎的炸的食物。

基金會教了我什麼？

宜哥回想起當時上課的時候，已經手術後八個多月，仍常因肝膿瘍發燒感染而住院，夫妻倆同心協力，一邊忙著應付感染住院，一邊認真學習上課，夫婦倆表示：在基金會學到了如何多元的了解、慎選食物，與烹調方式的重要，並落實在日常的飲食當中。藉由認識並做到自己專屬的黃金密碼，可以確保攝取到足夠的營養。

上課後怎麼吃？

除了每天必喝的五穀豆漿和精力湯，每天都盡量吃到紅橙黃綠紫黑白的蔬菜，和足夠的蛋白質與油脂堅果。

執行上的困難與挑戰？如何克服？

需慢慢適應比較淡的味覺，以及杜絕所有的加工食品，抵抗美食的誘惑。現在已經習慣了。

目前我的狀況如何？

配合醫院藥物治療，定期追蹤，都在穩定的狀態中。

我還想說……

人生只有一次，做對的事情，吃對的食物，照顧好自己的健康，減少家人負擔，就是最大的幸福和快樂。

case 7

欣妹 38歲 乳癌1期

　　年輕亮麗，身材高挑的欣妹，竟然在生寶寶的時候確診為乳癌，她回想生病之前的自己，三餐最常吃的菜單就是：早餐火腿蛋、午餐排骨飯、晚餐嗑雞排！無奶不歡、無反式脂肪不愛！很少吃蔬果！

基金會教了我什麼？

欣妹信心滿滿地說：我學會挑東西吃、學會怎麼吃、學會健康飲食！重點：很容易學會跟達成！

上課後怎麼吃？

現在的欣妹全家人一起早上豆穀漿，下午精力湯！蔬果比例都增加，挑選好的蛋白質攝取！學著跟垃圾食物說再見！

執行上的困難與挑戰？如何克服？

主要的困難在精力湯食材備料跟準備，因為很多東西以前都跟它們不太熟，所以一開始不太會處理，也不知道要怎麼樣讓自己每天能快速的輕鬆打兩杯。不懂的時候就請教營養師，慢慢就上手，還可以當達人了！

目前我的狀況如何？

現在還是維持著在基金會學到的飲食方式，雖然有時還是會摸魚！但還是每天維持喝1～3杯！

我還想說……

我愛基金會，謝謝大家！

一發現就是肺腺癌3B的寶姊，一直在接受各種治療，也經常要面臨治療併發症的艱辛。回想起自己生病之前的飲食習慣，當時覺得自己吃得算健康，也很少外食， 但其實偏愛肉食，特別喜歡麵食麵包，蔬菜水果很少吃。

基金會教了我什麼？

寶姊微笑地回想當時愉快的上課情形說到：老師教我們食物的質與量，六大類食物均衡飲食觀念，具體的告訴我吃什麼、吃多少才會健康，怎樣吃可以提升免疫力。

上課後怎麼吃？

每日健康兩杯，盡力記錄每日飲食，依老師精算的黃金密碼努力。

執行上的困難與挑戰？如何克服？

由於一直都在治療，常常會胃口不好吃不下，想要守住體重相當困難，有時選擇外食，找些口味重比較吃得下。盡量依照老師教的食物質與量，避免體重下降。常聽說很多人得了肺腺癌，體重暴瘦10～20公斤，自己還可以維持上下波動1～2公斤，覺得自己很幸福！

目前我的狀況如何？

化療結束後改吃鏢靶藥，胃口較好一點，但胃變小了，吃一點就飽撐，所以體重不容易提升。還好有老師給我的黃金密碼，讓我目標明確，有時候掉了體重，就會趁胃口比較好的時候趕快補回來。面對天天可能有的飲食問題，有方法可以解決，真好！現在內心平靜，可以平和的面對挑戰。

我還想說……

謝謝基金會開這飲食班，我受益良多！

Chapter **3**

先練基本功

男女老少皆適用的3招4式

從事營養工作超過30年的我，健康吃早已內化，造就我能擁有「要胖要瘦隨我」的霸氣。懷孕期間想胖幾公斤就輕鬆簡單胖幾公斤，尤其近日做了全套基因檢測，發現自己有肥胖基因，而老公更是肥胖高風險。但多年來我們全家始終保持好身材，究竟是怎樣做到的呢？

將自己內化的功夫歸納成簡單好記的**3招4式**，十年多來也成功幫助過許多人，請充滿信心的隨我來。

適用對象

男女老少，想健康、想控制體重、有血糖異常、癌症、慢性病的朋友。

實踐地點

內用、外食皆適用。

第 1 招 天天開心

　　七年前肺腺癌末段班的桂姊，飽受治療副作用之苦，暴瘦到只剩40公斤，現在的她胖到47公斤，還問我是否該減肥啦！主治醫師讚歎她是醫師行醫多年來的唯一奇蹟。我觀察她的成功關鍵：嘴角隨時帶著發自內心微微的笑容，總能**時時保持平靜與感恩，對醫師與我的指導全然信任並努力做到**，我問她如何做到？笑答：雖然意外罹癌，但身邊有好醫師、好老師……，還有好老公、好子女，**再辛苦也覺得感恩都來不及呀！**

　　照顧癌友多年，深深體會事半功倍的做法要「**先處理情緒，再處理問題**」，讓感恩快樂的心情天天陪伴你，好磁場為你吸引更多的善緣，你將越來越健康、幸福、美滿！

　　「老師，怎麼辦還是會心情不好呀？」、「想到明天要看檢查報告，好像宣判一樣，好緊張喔！」……。「沒關係，就順著自己的心難過掉淚，但看一下手錶，最多半小時喔！」，讓情緒適度發洩，但不容自己越陷越深，如果還是走不出悲傷，還可以開始第二回合**傷心時間，謹記的重點是不超過半小時**，要拉自己一把。這是我與學員的約定，也願與你約定！

第 2 招 天然的最好（回歸自然、分散風險）

藏著各種添加物的加工食品，單獨檢視都合法未超標，但一整天所吃到的食品添加物加總如何？此外，加工過程也常附帶犧牲食物原本優質的成分與過多的熱量。根據美國學者的研究，25～55歲間，只要每天額外多吃0.3%的熱量（以一天2000大卡計算，0.3%約6大卡，熱量相當於約半茶匙的糖或不到1公克的油），就會在30年內增加約9公斤。因此，**吃下肚的還是天然、新鮮的當季食物最好。**

對於保健食品，根據2018世界癌症研究基金會公布**最新防癌10要**，清楚說明「**不需服用保健食品來預防癌症」。防癌食材大自然應有盡有，無需他求。聰明選擇天然食物是維護健康的最佳策略**，舉例而言：水溶性維生素葉酸是一種對DNA合成很重要的營養素，因此研究者都將它視作保護細胞、預防癌症的優良物質。但卻也有一些研究發現：葉酸在抗癌作用上可能更像一把雙面刀，條件適宜時可以降低大腸癌的發展，但過度攝取也可能成為促進癌症發生的兇手。選擇天然食物來源的葉酸，就不用擔心過量的危機。

此外，越來越多大型研究證實：健康飲食（如本書所述）在抗癌防癌、預防心血管疾病與代謝症候群上有顯著成效。也曾查閱超過20篇關於情緒與飲食的文獻發現：**健康的飲食**（包含充足的維生素B群、微量元素、維生素D、omega3脂肪酸等），**對改善抑鬱有顯著的效果**。看來，面對日益嚴重的憂鬱症（WHO公佈為21世紀頭號疾病），飲食大有可為。以上這些好結果都是來自天然食物中眾多成分所發揮的綜效，非僅單一元素。所以「**天然的最好」，既賺健康又省荷包**！在食物的選擇與採購也要注意「**分散風險」**，例如：選購油時，我會買小罐並經常更換種類與品牌，多選幾家有優良信譽的廠家輪著選購，例如：苦茶油、橄欖油、芥花油……都是我的選項。

第 3 招 健康吃4式：
多樣、適量、全食物、健康用油

食物中的營養除了耳熟能詳的營養素包括：蛋白質、醣類、脂肪、維生素、礦物質之外，還有一大群僅存於植物、很神奇的「**植化素**」，可以說是**植物的救命要素**，這是大自然獨到的設計，讓植物雖無法像動物般，逃跑躲避危險，但靠著植化素得以自救，並生生不息的繁衍後代，例如：能對抗艷陽的抗氧化成分花青素、茄紅素、多酚類……，能防蟲害又抗菌的蒜素、十字花科所含的蘿蔔硫素……等。

現今的研究發現，天天適量攝取多種植化素能有效預防癌症、慢性病甚至肥胖。這麼吃不僅免疫力好，抗癌防癌、心血管功能佳、改善三高、穩定情緒、防失智…好處多多。心動了嗎？但植化素有數萬種該怎麼吃？如何輕鬆吃到關鍵成分？只需落實簡單好記的**武功秘技～健康吃4式**，無論買菜備餐、餐廳點菜、喜宴聚餐……，幫助你怎麼吃都能兼顧營養的質與量。

第 1 式 多樣

植物性食物的七彩：**紅**、**橙**、**黃**、**綠**、**紫**、**黑**、**白**，你記得了嗎？養成習慣，一天當中吃足七彩即可，因為不同顏色食物所含植化素類別不同，對身體的好處也不同，少一色可就虧大了。從此以後，菜籃七彩了、餐桌繽紛了，人生也變彩色了。七色植物性食物在哪裡？舉例如下：

七色植物性食物在哪裡？

紅色食物（含茄紅素、辣椒素、櫟皮素……）

➡ 番茄、紅甜椒、紅蘋果（連皮吃）、枸杞等。

橙色食物（含β-胡蘿蔔素、葉黃素……）

➡ 橘子、木瓜 、芒果、葡萄柚、南瓜、胡蘿蔔等。

黃色食物（含β-胡蘿蔔素、玉米黃素、檸檬黃素……）

➡ 玉米、黃椒、黃檸檬、黃豆等。

綠色食物（含葉綠素、芹菜素、兒茶素、綠原酸……）

➡ 深綠色蔬菜、芹菜、綠茶、菠菜、芭樂等。

紫色食物（花青素、前花青素、沒食子酸……）

➡ 葡萄皮、茄子、紫高麗菜、紅鳳菜等。

黑色食物（花青素、木酚素、多醣體、異黃酮……）

➡ 黑莓、黑芝麻、木耳、香菇、黑豆等。

白色食物（蒜素、蘿蔔硫素、吲哚、檸檬苦素……）

➡ 大蒜、洋蔥、白蘿蔔、山藥、苦瓜、檸檬皮的白色部分等。

　　如果你的餐盤色彩向來單調，所吃到的植化素種類便相當有限，自然缺很大了。邀請你從明天起，每天3色、5色…，越來越多色，人生也就越來越多彩多姿！

第 2 式 適量

　　質與量兼備是健康不二法門。掌握好「量」，不僅吃足植化素，體重控制也能到位。關於影響體重的關鍵食物，例如：麵飯澱粉類（代號C取自Cereals穀類），與富含蛋白質的豆魚蛋肉類（代號P取自Protein蛋白質），則將於下兩章節詳述。

蔬果吃多少最恰當？

`簡單版`

蔬菜 Vegetable ― 代號V

一天總量該吃多少？

煮熟七彩蔬菜，一天總量該吃多少？

	女生	男生	幼兒	兒童
一天份量	2碗	3碗	1碗	1.5～2碗

`例如`

早餐來不及吃蔬菜，則午晚餐各1碗（女）～1.5碗（男），兒童八分滿～1碗，如果午餐也不夠，晚餐補回來，一天總量達標即可。吃足份量，血脂血糖跟著降、排便也暢快、抗癌防癌更有效。別忘了要讓餐桌從「青」一色到七彩繽紛喔！

水果 Fruit ― 代號F

- 男女一天總量3個拳頭大（約三個八分滿碗）、種類顏色越多越好。
- 如果有高血糖、高三酸甘油脂，則2個拳頭就好，並分開於兩餐之間的點心享用，減少的一份水果換成蔬菜，植化素與纖維同樣不缺。
- 較甜的水果糖值較高（糖值＝葡萄糖＋果糖等單醣類加總的量，為實測值），則需由原來的八分滿減為半碗，例如：香蕉、葡萄等。

從上述的基本款開始執行，已可達很好的效果。但如果想進一步深度探索食物的奧秘，真為你感到太開心了！歡迎進入「進階版」。

依對象別學會每日建議份量，你將能更精準地掌握攝取量，請依自己或家人所屬對象別，記住以下份數：

對象	蔬菜（份）	水果（份）
男性（含男青少年）	6	3
女性（含女青少年）、小學高年級	4	3
幼稚園～小學低年級生	3	2
高血糖、高三酸甘油脂者	5～7	2

● **一份蔬菜＝熟菜約1/2碗＝生菜約1碗**

各種蔬菜每份重量與體積略有不同，可參見第7章詳細份量說明與圖示。

（碗以240c.c.標準碗計算，參閱「計量工具說明白」）

● **一份水果＝一個拳頭大小或八分滿碗＝較甜的水果半碗**

各種水果每份重量與體積有差別，可參見第8章詳細份量說明與圖示。

＊資料來源：衛福部台灣食品成分資料庫2020年版。

食物成分資料可搜尋「台灣地區食品營養成分資料庫」查詢。

　　研究發現植化素主要存在於植物的皮與種子部位，果肉相對少很多，例如：蘋果皮含豐富的槲皮素，具有良好的抗氧化、抗發炎、抗癌（作用方式如：預防組織癌變、誘導癌細胞凋零等）。又如：要讓南瓜發揮對男性攝護腺的助益，非得連皮帶籽吃才奏效，只吃南瓜肉沒用。喝檸檬汁嗎？其實最棒的成分在綠皮、白邊與籽，如果泡水喝就差多了。由此可了解「全」食物的概念就是盡量整個全吃，尤其吃到皮與籽。103公斤大腸癌的張先生上完四個月的專班課程，甩掉9公斤，笑者說：「從沒想到過，餐餐吃飽飽竟然也可以減重有成，家裡的廚餘還從一大包縮小成一小包。」

當全食物遇上米飯

　　穀類的精華盡在外皮與胚芽（如圖）。

穀粒的構造

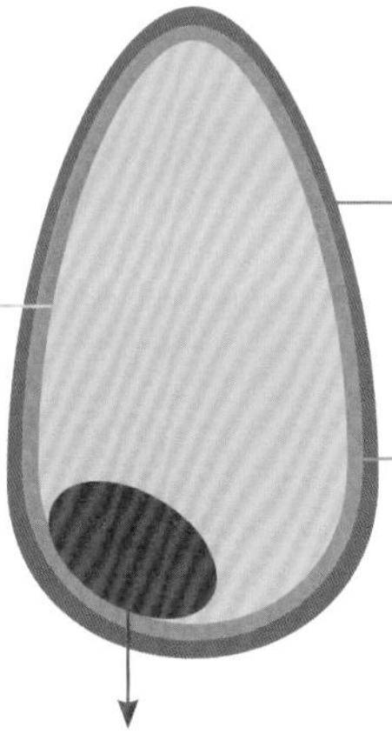

穀皮層
含纖維、B群、礦物質

內胚乳層
佔92%
含大量澱粉與少量蛋白質

糊粉層
米糠或麥麩

胚芽層
佔3%
含脂肪、維生素E＆B1、鐵、鋅、銅

根據一份全球性超過35萬人，追蹤4～22年的實證醫學研究報告結論：**喜歡吃白米飯的研究對象，糖尿病罹患風險也較高**，尤其是亞洲人。研究結果發現：華人與日本人是吃最多白米飯的一群（大約每天吃3碗），患二型糖尿病的機率也較吃最少白米者高出55%。若是美國及澳洲的研究對象，則差別較小約17%，這是種族的差異，因此亞洲人應該要特別注意。

研究也發現，**只要3碗中至少一碗換成糙米飯，即可大幅改善罹患糖尿病機率**。在營養諮詢門診中對糖尿病者，只將吃白米飯習慣改成糙米飯或五穀飯，血糖控制就好一半了。幕後功臣正是全食物穀物裡的纖維、多種營養素及植化素。

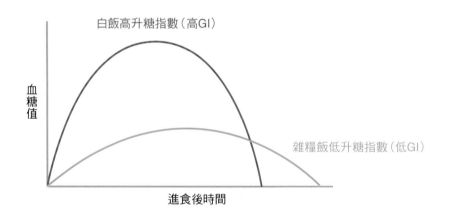

吃紅蘿蔔、白蘿蔔削皮嗎？可惜呀，削掉數百種植化素囉！想增加肺活量對抗空污嗎？刀下務必留下蘋果皮（槲皮素）！研究顯示：每週5顆（或以上）蘋果，能有效提升肺活量達128ml，這麼一來對抗空污就有譜了，記得，有皮有效，去皮失效。聽過貴貴的「白藜蘆醇、OPC」嗎？就藏在葡萄皮與葡萄籽裡，所以連皮帶籽吃就是全食物的不二法門。

還記得2014年爆發堪稱國恥的餿水油事件嗎？連維基百科都查得到。此一事件起始時間還得往前推數年。重要的是，你、我中鏢了嗎？已被禁用的反式脂肪又吃了多少？107年7月1日生效的法規「禁用部分氫化植物油（即反式脂肪）」，我們就安全了嗎？高健康危機的飽和脂肪呢？聽說還有一個會促進發炎的omega-6脂肪酸……，真可謂談油色變。如何擺脫危機？學會「第4式—健康用油」，就永保安康啦！

健康用油準則～避開風險、閃掉自由基。

除了以上高風險油脂要避開之外，關於自由基的研究相當多，舉凡我們一生所面臨的老、病、死皆與自由基密切相關，造成的危害包括：退化、致癌、過敏……等。自由基的來源分外源性（空汙、油墨、農藥……等），以及內生性（身體製造能量供細胞使用時的代謝副產品，是自然產生沒得拒絕的。）其中外源性的大宗來源為食用油加熱冒煙後大量產生的自由基。最佳的保健之道就是做好前面所說的原則，以營造體內的優質環境，讓身體隨時備妥排除自由基的好成份，油不冒煙更是自由基減量的妙方！

健康用油，請你跟我們這樣做！

1 外食避油

why a.店家用什麼油呢？不清楚，但可確定隱藏自由基的回鍋油必用。

b.多採大火快炒，無法做好溫控，自由基產量就失控了。

How 少吃高油的料理：不選炸物，改為涼拌、清蒸、滷或煮等，更能享受食物的天然美味。如果太油也可以準備一碗清湯或熱開水，入口前優雅地輕輕涮一下，當個氣質美女與型男。

重點！拒絕有風險的油，並非吃低油飲食，回家再補上好油（例如：堅果等）。

2 水炒法（控溫烹調）

why 水煮沸約100度，但一般烹調油熱溫度往往超過120度，此時許多植物油早已冒煙。水炒法可大幅減少自由基的產生，也可以避免蔥薑蒜與其他食材在高溫下的營養流失，營養更多，一樣美味。

How 始終保持鍋裡有少許水，則溫控約100度。

方法1

不用熱鍋直接加2湯匙水（約30c.c.），水瞬間即滾，加入蒜或蔥薑，反覆翻炒，讓香味微溶出後即可下料，隨時準備一小杯水，見鍋子快燒乾時就添加，炒好熄火拌入少許油鹽與胡椒即可美味上桌。這麼做可閃掉自由基，保留蒜、蔥、薑裡的蒜素、辣椒素、薑酮……等植化素，還可任選風味好但不耐熱的好油，如：橄欖油、苦茶油、甚至亞麻仁油、紫蘇油等，讓好油的營養與風味完整保留不流失。

方法2

鍋微熱→加少許油→立刻下蒜蔥薑→加入清洗過帶少許水的食材，翻炒時隨時
添加少許水，以避免鍋燒乾產生自由基。

3 堅果取代烹調用油

why 再好的油都還是「食品」（加工過），越清清如水的油，越要經過多道
加工程序處理，製油食材裡的營養素大大流失。選擇堅果除了可吃到好
油，同時也得到多種維生素與礦物質甚至豐富的植化素，一舉數得。

How 堅果營養好但熱量高，兩片核桃足足50大卡，其他堅果5～10顆也有50
大卡（請參閱第9章堅果圖鑑），因此需限量為宜。其中**富含抗發炎成
分omega 3的堅果首推亞麻仁籽與核桃**（參閱第9章），最好每天吃，
以提升身體抗發炎能力。加在精力湯或豆穀漿一起打，更能擊破細胞壁
有利吸收（請參閱第12章健康兩杯食譜）。

質量兼備的油脂吃法：

→ 每天2～3平湯匙堅果（其中1匙選亞麻仁籽或核桃）＋少油烹調無炸
物。

3招4式！記住了嗎？
就從明天起，展開健康生活第一步！
繼續往下看，你將變身成為優雅的養生達人。

不可不知～
國際級營養新知—防癌10要

　　癌症幾乎雄霸絕大多數已開發國家的死亡原因首位，發生率也年年創新高，如何抗癌防癌早已是全球關注焦點。世界癌症研究基金會每十年彙整不計其數的研究報告提出嚴謹的建議，極具權威性，也是我們在健康推廣上遵循的指標，一起來探討一等一專家的**防癌10要**，作為健康生活行動目標吧！

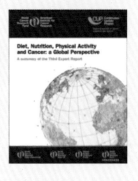

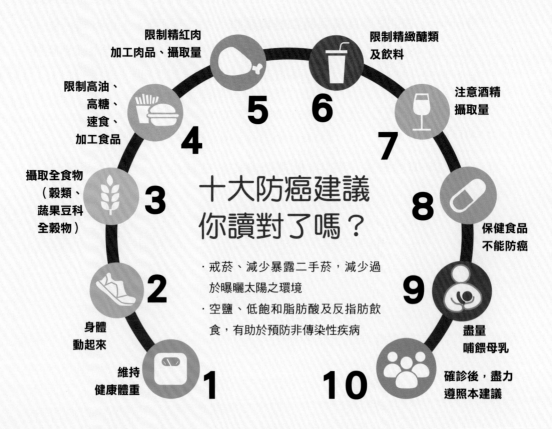

限制精紅肉
加工肉品、攝取量

限制精緻醣類
及飲料

限制高油、
高糖、
速食、
加工食品

注意酒精
攝取量

攝取全食物
（穀類、
蔬果豆科
全穀物）

5　6

4　　　7

3　　　8

保健食品
不能防癌

十大防癌建議
你讀對了嗎？

・戒菸、減少暴露二手菸，減少過
　於曝曬太陽之環境
・空鹽、低飽和脂肪酸及反指肪飲
　食，有助於預防非傳染性疾病

身體
動起來

2　　　9

盡量
哺餵母乳

維持
健康體重

1　10

確診後，盡力
遵照本建議

1 維持健康體重／體脂肪

　　分析多種癌別，發現肥胖會增加高達75％癌症的風險。探討癌細胞的十大特性，也至少有六項與肥胖有關，如：促進發炎、抑制腫瘤細胞凋零……等。而成功減重不僅罹癌風險下降，心血管疾病、糖尿病、高血壓……也能同步改善。因此慎重建議：**終身維持健康體位。**

　　台灣的統計發現，小學、中學胖，長大仍胖的比例高達70-90％。胖胖很可愛嗎？要留意囉！此外，體脂肪高的胖瘦子也一樣要注意。（請參閱本書第四章55頁體位標準值─BMI、體脂、腰圍）

目標：無論如何終身體重不超過BMI 25，如果你已經爆表了，請立刻著手跟著本書的飲食方法行動，讓自己越來越輕盈！

＊請參考下表，依自己的身高對應紅字欄位（BMI25），就可以推算此生的體重上限。如：身高163cm 160cm-165cm紅字欄位64-68（約66公斤），此生最好不要超過66公斤。

我的BMI？此生上限BMI＝25

身高	BMI=20	BMI=22	BMI=24	BMI=25
150cm	45	50	54	56
155cm	48	53	58	60
160cm	51	56	61	64
165cm	54	60	65	68
170cm	58	64	69	72
175cm	61	67	74	77
180cm	65	71	78	81

2 身體動起來

運動可讓胰島素與性荷爾蒙分泌減少，進而促進腫瘤細胞凋零與提升DNA的穩定性。長期則可降低發炎、增強免疫力。研究也發現運動越多、防癌與體重控制效果越好。因此，養成終生運動習慣相當重要。

目標：養成終生運動嗜好＋限制久坐（每小時動5-10分鐘）

初階目標：中度有氧（快走、騎單車、游泳……）150分／週（22分／天），或重度有氧（跑步、快泳、飆單車……）75分／週（12分／天）。

進階目標：中度有氧45-60分／天，每天快走萬步就達陣了！

3 多吃全食物（全穀蔬果豆）

研究發現：蔬菜吃不夠，葉酸不足，會降低DNA的穩定性；纖維少腸道短鍊脂肪酸不足、植化素、抗氧化營養素缺乏等，會促使細胞代謝的凋零機制受限，過度分化增多、氧化壓力大，發炎也就多了。

目標：每天2~3碗七彩蔬菜＋水果2~3拳頭＋多吃全穀與豆類

4 高油糖加工品與速食要限量

高油糖加工品與速食熱量高，容易長肥肉、增加胰島素分泌，子宮內膜癌等多種癌症風險也會跟著來。另外，飽和脂肪如：肥肉、雞皮等，易促進發炎。如何控「糖」？你一天可吃「糖」量約等於「體重÷2」，例如：60公斤即60÷2＝30公克，一杯700c.c.半糖飲料的糖量約45公克就超標了。另外學看標示（參閱P366）也很重要。找到自己如何悄悄變胖的原因了嗎？快戒高油高糖加工食品喔！

目標：儘量少吃，或訂定吃的頻率，例如：由目前的天天吃改為一周一次，再漸減，改以蔬果取代。

5 限制紅肉、加工肉

這些食物易增加硝酸鹽的攝取，使細胞凋零機制減少、氧化壓力與脂質過氧化增加，導致發炎反應與DNA不穩定。尤其加工肉品會增加多種癌症風險，包括：大腸癌、鼻咽癌、食道癌、肺癌、胰臟癌、胃癌……等。報告特別提到：不必要吃紅肉即可獲得足夠營養，鐵質在許多全穀蔬果豆中含量豐富，只要均衡多樣即可。

目標：戒加工肉品＋紅肉限量（隔天吃，且量約一手掌）

6 限制含糖飲料

糖包括：蔗糖、高果糖玉米糖漿、天然存在於蜂蜜、糖漿、果汁的糖都算。研究發現糖吃太多會增加肥胖與多種癌症的風險。而果糖過多，會造成更多自由基的產生與促進身體的發炎反應、導致肝臟疾病與糖尿病等。

目標：最好盡量少喝，並為自己設定逐漸減量的目標。

7 限制酒精

酒精代謝物的毒性易造成氧化壓力、干擾細胞修復，讓致癌物易穿透細胞。少量飲酒也會增加頭頸癌、食道癌與乳癌的發生，以及心血管疾病、高血壓性疾病、出血性中風、肝病、脂肪肝、胰臟炎等。少量飲酒過去認為對冠心病有好處，現今的建議：每日最多30cc，只有約一小酒杯，相當少；因此建議不喝酒，兒童孕婦更不宜。

目標：防癌最好不喝酒，或訂定極低頻率的目標。

8 保健食品不能防癌

　　有利防癌的成份在天然食物中取之不盡，無須仰賴保健食品，長期高量服用也可能徒增風險。只有孕婦與無法攝取足夠飲食者需補充。

目標：均衡多樣真食物、好食物、全食物。

9要 盡量哺餵母乳

母乳哺育對媽媽寶寶都好，建議純母乳6個月，混食後也建議餵到2歲。

10要 癌症確診後，盡力遵從本建議

以上建議不僅有助防癌，對已罹癌者更應遵從，以改善體內的致癌環境，促進健康！

　　防癌10要你做到幾項？我們無法保證身上沒有任何癌寶寶，以上是閱讀整理洋洋灑灑數百頁的原文報告，誠心希望大家可以立即採取行動，並帶動周遭的親朋好友來個全民運動，讓我們遠離癌症、健康加分！

2020 全球最新防癌指引— 美國癌症學會最新報告

一套『全都顧』的飲食與運動建議

此份防癌指引同時符合美國心臟學會、美國糖尿病學會、2020版美國飲食指南與2018美國身體活動指引(Physical Activity Guidelines for Americans)建議。期待重視健康的你，與我們一同實踐這套全都顧的健康生活方式。換言之，只要跟著這麼吃，對一般希望追求健康，需要控制血糖，或是要預防或改善心血管問題者，都能奏效。

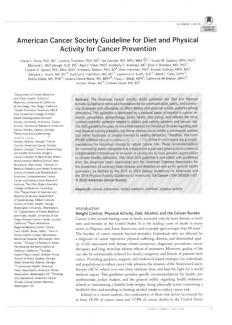

American Cancer Society Guideline for Diet and Physical Activity for Cancer Prevention

Cheryl L. Rock, RD[1]; Cynthia Thomson, PhD, RD[2]; Ted Gansler, MD, MPH, MBA[3]; Susan M. Gapstur, MPH, PhD[4]; Marjorie L. McCullough, ScD, RD[4]; Alpa V. Patel, PhD[4]; Kimberly S. Andrews, BA[3]; Elisa V. Bandera, MD, PhD[5]; Colleen K. Spees, PhD, MEd, RDN[6]; Kimberly Robien, PhD, RD[7]; Sheri Hartman, PhD[1]; Kristen Sullivan, MPH, MS[3]; Barbara L. Grant, MS, RD[8]; Kathryn K. Hamilton, MS, RD[9]; Lawrence H. Kushi, ScD[10]; Bette J. Caan, DrPH[10]; Debra Kibbe, MS, PHIR[11]; Jessica Donze Black, RD, MPH[12]; Tracy L. Wiedt, MPH[3]; Catherine McMahon, MPH[3]; Kirsten Sloan, BA[13]; Colleen Doyle, MS, RD[3]

Abstract: The American Cancer Society (ACS) publishes the Diet and Physical Activity Guideline to serve as a foundation for its communication, policy, and community strategies and, ultimately, to affect dietary and physical activity patterns among Americans. This guideline is developed by a national panel of experts in cancer research, prevention, epidemiology, public health, and policy, and reflects the most current scientific evidence related to dietary and activity patterns and cancer risk. The ACS guideline focuses on recommendations for individual choices regarding diet and physical activity patterns, but those choices occur within a community context that either facilitates or creates barriers to healthy behaviors. Therefore, this committee ... recommendations for individual choices to reduce cancer risk. These recommendations for community action recognize that a supportive social and physical environment is indispensable if individuals at all levels of society are to have greater opportunities to choose healthy behaviors. This 2020 ACS guideline is consistent with guidelines from the American Heart Association and the American Diabetes Association for the prevention of coronary heart disease and diabetes as well as for general health promotion, as defined by the 2015 to 2020 Dietary Guidelines for Americans and the 2018 Physical Activity Guidelines for Americans. CA Cancer J Clin 2020;0:1-27. © 2020 American Cancer Society.

Keywords: cancer prevention, dietary patterns, nutrition, physical activity

體重、飲食與多種癌症的發生—證據會說話

證據顯示：過重與肥胖與至少16種癌症的發生息息相關。成人期的體重增加，例如：生一胎胖一胎，可知道乳癌、卵巢癌等可能悄悄上身。因此要切記此生的體重上限維持在BMI 25以下。關於飲酒與罹癌的相關性，過去研究認為與頭頸癌、肝癌有關，但最新的研究發現也與乳癌、大腸直腸癌、食道癌、胃癌等多種癌症相關。為何酒精殺傷力如此大？可能的原因包括：增加體內氧化壓力、DNA與蛋白質的破壞、細胞過度分化、營養素吸收不良、妨害細胞修護等有關。

2020 美國癌症學會四大防癌指引

一、 終生保持健康體位（成年人尤應避免過度增重）。

二、 良好身體活動：成人：中～重度運動150-300分／週，兒童青少年1小時／天，並避免過於靜態的生活習慣，如低活動度的3C娛樂等。

三、 培養終身良好飲食習慣*。

四、 最好不喝酒。

終身養成良好飲食習慣

1. **選擇高營養密度的食物**，拒絕垃圾食品，維持健康體重。

2. **多吃各色多樣的蔬菜**─深綠、紅、黃，高纖豆類尤佳。

3. 多選擇**全食物連皮帶籽、多色多樣的水果**。

4. **全穀類每天八分滿碗或每日穀類總量的50%**。

每天吃30克全穀（煮熟約半碗不到）→估計可降低5%大腸癌風險

每天吃七分滿碗→可降低6%癌症死亡機會

少吃或拒吃

1. 拒吃或少吃加工肉品與紅肉，改以豆類與白肉（雞魚海鮮等）取代。

每多吃2湯匙（2P）加工肉品，將增23%大腸直腸癌風險。

每多吃3湯匙（3P）紅肉，將增22%大腸直腸癌風險。

2. 添加糖量，如：含糖飲料等，必少於每日總熱量的10%。以女性一天攝取1500大卡為例，添加糖最多可吃37公克（大約500c.c.半糖飲料一杯，其它甜食就得謝絕了）。

3. 高度加工的食品與精緻穀類製品（如：各式西點糕餅等）

這樣吃！

高纖＋低飽和脂肪＋低升糖指數＋適當熱量＝防癌＋防慢病

1. 天然食物不僅含多種營養素，熱量也較加工品低。例如：熟紅豆1尖湯匙比芋圓1尖湯匙（約7粒）熱量少1/3，蛋白質多3.5倍，纖維更多達11倍。調查發現美國人每日飲食中約60％來自高度加工品，是肥胖與慢病的原兇。

2. 蔬果與豆類含豐富的維生素、礦物質、纖維與植化素（類胡蘿蔔素、類黃酮、固醇、吲哚、酚類……等）。此所謂豆類指廣義的豆，包括：蛋白質食物類的大豆與全穀類的鷹嘴豆、紅豆、綠豆等，不僅蛋白質含量高，纖維、鐵、鋅、鉀、葉酸等也很可觀。選擇上可多吃彩虹蔬果（紅橙黃綠紫黑白）、十字花科、大豆三兄弟（黃豆、黑豆、毛豆）及其製品與其他豆類。

3. 多吃全穀類能減少腸道壞菌的種類與數量、減少發炎反應、增加腸道蠕動、降低腸壁與致癌物的接觸、調節腸道短鍊脂肪酸產量，進而減少癌症與其他疾病之風險。

表一：體重、飲食與多種癌症的發生

增加風險的因素	與風險因素相關的癌症種類
高體脂肪（過重／肥胖以BMI計）	乳癌、子宮內膜癌、卵巢癌、膽囊癌、腎臟癌、胰臟癌、胃癌、肝癌、大腸直腸癌、攝護腺癌、甲狀腺癌
成人期體重增加	乳癌、膽囊癌、卵巢癌、胰腺癌、甲狀腺癌
飲酒	乳癌、子宮內膜癌、肝癌、膽囊癌、腎臟癌、上呼吸消化道癌（頭頸癌、食道癌）
大量攝取乳品＆高鈣（>2000毫克／日）	攝護腺癌
經常攝取加工燒烤、燒焦肉品	胃癌
加工肉品／紅肉	大腸直腸癌、胰臟癌

Chapter **4**

善用武林密技

成為自己的營養師

本章將透過ABC三步驟，帶領你認識自己的身材、並決定你的熱量及黃金密碼C與P。還將學會 **C/P** 的簡單好記訣竅，幫助你開創健康的未來。快拿起鉛筆、手機、筆電或平板，跟著步驟走，好功夫就到手啦！

ABC三步驟

A 「體」檢

⇩

B 計算熱量

⇩

（我的黃金密碼）

C 我的 **C / P** 值 YA，完成！

完成後請依本章簡易 **C/P** 說明與圖示，即刻落實於生活中，並繼續往下讀，你將更深入認識食物，可以輕鬆掌握食物中的營養密碼。

A 「體」檢

你「知己」嗎？就從步驟A開始詳細認識你的身材。

範例：陳小姐　50歲

身高：___1.6___ 公尺／體重：___65___ 公斤
腰圍：___81___ 公分／臀圍：___91___ 公分

自己算算看

身高：_____公尺／體重：_____公斤
腰圍：_____公分／臀圍：_____公分

BMI（身體質量指數）

BMI＝體重／身高（公尺）^{2}

陳小姐BMI＝25.4

OK區間（BMI＝18.5～24）：___47.5～61.5___公斤
美好目標（BMI＝22）：___56___ 公斤
此生體重上限（BMI＝25）：___64___ 公斤

＊65歲以上長者與罹癌者，以BMI25為目標

我的BMI＝_____

OK區間（BMI＝18.5～24）：_____公斤
美好目標（BMI＝22）：_____公斤
此生體重上限（BMI＝25）：_____公斤

健康腰臀圍

● 腰圍

許多健康評估指標採計腰圍非體重，因為腰部脂肪積聚（又稱中央肥胖），對健康風險更大。

腰圍＝身高÷2

目標： 男＜90cm（35.5寸）
　　　　 女＜80cm（31.5寸）

陳小姐腰圍上限：___80___公分
陳小姐腰圍過關嗎？___超出1公分___

我的腰圍上限：_____公分
我的腰圍過關嗎？_____

• 腰臀比

腰臀比越高，罹患心血管疾病、高血壓、糖尿病、動脈粥狀硬化、高血脂症等慢性病機會越高。

腰臀比：腰圍（cm）÷ 臀圍（cm）

目標：男性＜0.9，女性＜0.85

陳小姐的腰臀比： 0.89

健康體脂肪率（%）

• 以體脂計實際測量

體脂測量儀種類繁多，最好固定同一機器，同一時間（早上空腹、喝水前、如廁後）測量，效果最好。

＊一般的體脂計是利用生物電阻原理測量，脂肪多水含量少，電阻就大，脂肪少電阻就小，所以測量時條件一樣很重要。另外，不同儀器測的結果也往往不同。每2週～1個月測量一次，觀察變化即可。

自己算算看

我的腰臀比：＿＿＿＿＿＿＿＿

我的實測值體脂率：＿＿＿＿＿＿

● 推算法：

a.以BMI推算體脂率

$$＝（1.2×BMI）＋（0.23×年齡－5.4）－10.8×性別（男1女0）$$

b.以腰圍推算體脂率

$$男＝〔（腰圍×0.74）－（體重×0.082＋44.74）〕÷體重×100\%$$
$$女＝〔（腰圍×0.74）－（體重×0.082＋34.89）〕÷體重×100\%$$

陳小姐

a.以BMI推算體脂率： 36.6 ％

b.以腰圍推算體脂率： 30.3 ％

自己算算看

a.以BMI推算體脂率： ＿＿＿＿＿＿＿＿＿

b.以腰圍推算體脂率： ＿＿＿＿＿＿＿＿＿

體位測量標準值一覽表

性別	體脂率 標準值			腰圍	腰臀比	BMI	BMI
	<30歲	>30歲	肥胖	上限值	標準值	標準值	理想目標上限
男	14~20%	17~23%	25% 以上	90（身高÷2）	<0.9	18.5~24	25
女	17~24%	20~27%	30% 以上	80（身高÷2）	<0.85		

B 計算熱量

我的目標熱量：

目標體重＝身高^2（公尺）× 22

目標熱量＝目標體重×28～30

陳小姐：56×28～30＝1600～1700大卡 　　我的目標熱量：＿＿＿＿大卡

C 我的 C／P 值

以熱量對照C／P值

將步驟B所得到的目標熱量對照下表1，即可得知自己的 **C／P**值。

陳小姐 **C／P**＝10／5（1600大卡） 　　我的 **C／P**＝＿＿＿／＿＿＿

（表1）CP熱量對照表

熱量 (大卡)	1200	1300	1400	1500	1600	1700	1800
C 全穀	6	7	8	9	10	10	11
P 豆魚蛋肉	4	4	5	5	5	6	7

熱量 (大卡)	1900	2000	2100	2200	2300	2400	2500
C 全穀	12	13	13	14	15	16	17
P 豆魚蛋肉	7	7	8	9	9	9	10

請記下自己的 **C／P**值，時時自我提醒，就成功了！

根據自己的 **C／P**，參考後續第5、6章的詳細說明，學會 **C**、**P**你將武功全備。

每天中午只需結算目前 **C**、**P**各吃了多少，對於下午點心與晚餐就有概念，別忘了兼顧前章的3招4式喔！

C/P值的每日飲食分配

舉例：你也可以參考下表2，將 **C**、**P**分配到各餐，三餐落實更容易。

1600大卡的 　早 午 晚　　　　早 午 晚　 我的 **C／P**三餐分配＝

C／P＝10（3, 4, 3）／ **5**（1, 2, 2） **C**（ , , ）/ **P**（ , , ）

（表2）CP餐次分配對照表

熱量(大卡)	1200	1300	1400	1500	1600	1700	1800
每日 C/P	6C / 4P	7C / 4P	8C / 5P	9C / 5P	10C / 5P	10C / 6P	11C / 7P
早餐	2C / 1P	2C / 1P	2C / 1P	3C / 1P	3C / 1P	3C / 2P	3C / 2P
午餐	2C / 2P	3C / 2P	3C / 2P	3C / 2P	4C / 2P	4C / 2P	4C / 3P
晚餐	2C / 1P	2C / 1P	3C / 2P	3C / 2P	3C / 2P	3C / 2P	4C / 2P
點心							

熱量(大卡)	1900	2000	2100	2200	2300	2400	2500
每日 C/P	12C / 7P	13C / 7P	13C / 8P	14C / 9P	15C / 9P	16C / 9P	17C / 10P
早餐	4C / 2P	4C / 2P	4C / 2P	4C / 2P	4C / 2P	4C / 2P	4C / 3P
午餐	4C / 3P	4C / 3P	4C / 3P	4C / 3P	5C / 3P	5C / 3P	5C / 3P
晚餐	4C / 2P	4C / 2P	4C / 3P	4C / 3P	4C / 3P	4C / 3P	5C / 3P
點心		1C / 0P	1C / 0P	2C / 1P	2C / 1P	3C / 1P	3C / 1P

MEMO

* 餐次的分配可依個人飲食習慣調整，但最好晚餐比例少一點，以免因活動少導致熱量堆積、增加體脂率。

* 糖尿病者請務必遵循餐次分配，每日兩次水果當點心，與正餐間隔約1～2小時，可避免增加當餐血糖。腎功能異常者，建議找營養師面對面詳細規劃，本書可當好用的份量工具書。

* 想增重或熱量超過2000大卡者，可採少量多餐，每日並努力吃到所需份量，一定成功！

* 療程進行中的癌友或手術後的患者需要較高的熱量，請酌加200～500大卡，再依此熱量查詢CP值。同時為滿足較高的蛋白質需求，需增加P的比例，做法是：減少1～3C、同時增加1～3P。

  例如：原1700大卡可增為2000大卡，查上表2000大卡每日C/P為13/7，C原13C-3C＝10C，P原7P＋3P＝10P，調整後為10C/10P，或減2C增2P為11C/9P。並切記持續監測體重，逢此非常時期，無論胖瘦都不宜減重喔！

計算 C 的簡單原則

1C

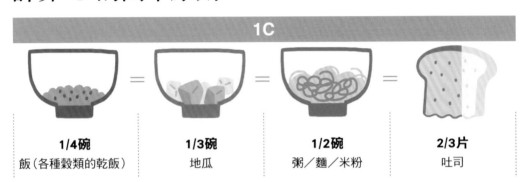

1/4碗	1/3碗	1/2碗	2/3片
飯（各種穀類的乾飯）	地瓜	粥／麵／米粉	吐司

4C

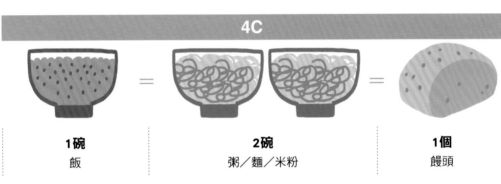

1碗	2碗	1個
飯	粥／麵／米粉	饅頭

陳先生的一天 → 12C怎麼吃

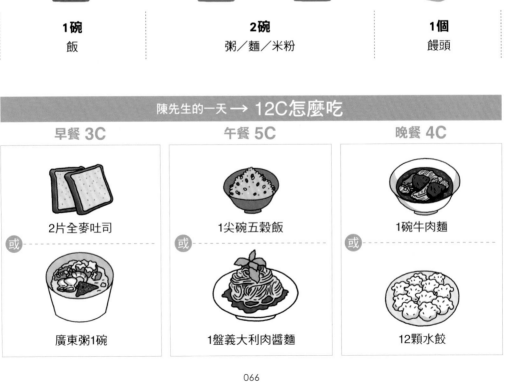

早餐 3C	午餐 5C	晚餐 4C
2片全麥吐司	1尖碗五穀飯	1碗牛肉麵
或	或	或
廣東粥1碗	1盤義大利肉醬麵	12顆水餃

計算 P 的簡單原則

1P				

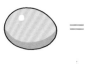 = = = =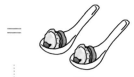

1個
蛋

1/2碗
板豆腐

2片
小豆干

1尖匙
無骨肉類
（魚雞豬牛等）

2尖匙
去殼海鮮

陳先生的一天 ➜ 7P怎麼吃

早餐 2P	午餐 3P	晚餐 2P
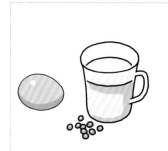	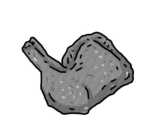	
1顆蛋＋1杯豆漿200cc	烤雞腿	毛豆半碗＋蒸魚1湯匙

Q+A

A

體重控制關鍵的食物類別有三：

C **全穀雜糧類**：是身體獲得能量的最佳來源，所需的新陳代謝成本最低，因此需要適量攝取。

P **富含蛋白質的豆魚蛋肉類**：用來生肌造肉、製造免疫細胞與黏膜細胞等。與C之間的比例恰當，可以確保體內新陳代謝運作得宜。

O **油脂與堅果種籽類**：用來儲存能量，幫助神經傳導組織建造。

其中O油脂與堅果種籽，在第3章的第4式中已學到「健康用油」：不煎炸、少油烹調（尤其外食更要選擇不炸少油的菜餚）、每天堅果限量2～3平湯匙。做到以上，加上學會 C ／ P，總熱量即能輕易掌控，體重管理便可達陣。

注意喔：加工食品隱藏許多看不見的油與糖，很容易不小心吃多長肥肉，讓你不知不覺中愈來愈重。別担心，只需依照本書採取行動就免驚了！

Q2 依照A、B、C三步驟，還要注意什麼？

A

前章的3招4式有助於吃到高密度的天然養分（稱為高營養密度），可確保做到『質』；本章的ABC可學會『量』，再接著往下讀，將學會更精準的吃到各類營養素，確保『量』的合宜。質量兼備就是一百分啦！

Q3 這樣吃有什麼好處？

A

根據研究與我們超過十年的經驗，除了有利抗癌防癌，對預防心血管疾病、痛風、瘦身或長胖等，均可見效。還可以預防失智（這樣的飲食方法符合2017美國阿茲海默國際研討會中提出的飲食建議）。趕快開始好好落實喔！

Chapter 5

食物中的秘密

全穀雜糧類

C

C 全穀雜糧類

　　本章將幫助你更深入的認識食物中各式各樣的Ｃ，並透過圖示進階學會換來換去怎麼吃都在掌握中。

正名

全穀雜糧類（國健署2018新修正，原名全穀根莖類）。

俗稱澱粉類、主食類……。

英語系國家多稱Grain（Cereal）foods穀類食物，因此代號訂為**C**（Cereal 穀類）。

家族成員

為植物性且醣類含量高的食物或食品。包括：

- **穀類與雜糧**：糙米、白米、燕麥、蕎麥、小米、薏仁、麥角、藜麥等。
- **「豆」字輩**：紅豆、綠豆、米豆、鷹嘴豆、青豆仁、皇帝豆等。
- **根莖類**：地瓜、芋頭、馬鈴薯、蓮藕、豆薯、荸薺等。
- **果實類**：南瓜、玉蜀黍、菱角、栗子等。
- **顆粒或粉類及其製品**：太白粉*、地瓜粉*、蓮藕粉*、玉米粉*、馬鈴薯粉、麵粉、再來米粉、麥片等。加工食品：米果、饅頭、大餅、麵包、米粉、冬粉*、芋圓、湯圓、西谷米*、芋頭糕、爆米花，花蓮薯、九份芋圓、以及各種中西式糕餅點心等都屬於此類，但糕點類多添加了許多油脂。

　　　　　　　　標記*者其蛋白質含量極低，是腎功能不良者補充熱量的好選擇。

每份全穀雜糧大致的營養含量（一份＝**1C**）如下：

蛋白質（克）	脂肪（克）	醣類（克）	熱量（大卡）
2	+	15	70

一份＝1C？

1C ➡
> ＝**1/4**碗飯＝**1/4**碗河粉＝**1/3**碗地瓜
>
> ＝**1/2**碗稀飯／麵／通心粉／玉米粒／南瓜
>
> ＝**2/3**支玉米＝**2/3**片吐司
>
> ＝本章圖鑑所呈的每一品項皆為**1C**，且與實體一樣大，只要拿食物和圖鑑比一比即可。

素食者米飯該怎麼吃？

　　素食者蛋白質容易吃不夠怎麼辦？其實很簡單，只需**選擇蛋白質含量高的穀類**即可。不同的全穀雜糧，蛋白質含量差別大，例如：1C的白米、五穀米、鷹嘴豆、綠豆，蛋白質含量從1.5到4.6克不等，如果吃一碗4C，則蛋白質從最低的白飯6克到最高的綠豆18.4克，相差12.4克的蛋白質，幾乎等於吃兩顆雞蛋。

　　所以**素食者聰明吃，就是要在米裡加入紅豆、綠豆，做成紅豆飯或綠豆粥，或吃糙米飯加米豆、鷹嘴豆等**。另外，也可以加紅藜，因其所含的氨基酸組成完整，可以算是蛋白質品質相當好的全穀雜糧。

多吃蔬菜才可以補充纖維嗎？

　　錯！纖維含量：一碗熟紅豆有14.8克，五穀飯4克，糙米飯也有3.2克，而一碗燙青菜約3克，可見**只要選擇帶穀皮的全穀類，就可以吃到豐富的纖維**；但如果吃白米飯就只有0.4克而已。足夠的纖維有益排便順暢，預防大腸直腸癌。就從明天開始，愉快的享受全穀雜糧類帶給你可觀的纖維吧！

腎功能不全者，米飯該怎麼選擇？

　　為了補充熱量，但不增加腎臟負擔，**腎功能不全者**，吃飯要盡量選擇蛋白質、磷和鉀都低的品項。**帶穀皮的全穀類，鉀和磷較高，較不適合。反倒要選擇煮熟呈透明的冬粉、西谷米等低蛋白澱粉類**；白飯還算OK，但吐司、麵條蛋白質就高了一些。其實，這些成分對一般人而言是有益健康的，而腎臟疾病的種類很多，確認已經到腎功能不全或衰竭，抽血結果異常時，再限制即可。

品項	蛋白質（克／份）	醣類（克／份）	纖維（克／份）	
冬粉	0	17.5	0.3	☺
白米	1.5	15.5	0.1	:-:
白土司	2.4	12.2	0.8	:(
白麵條	2.3	14.9	0.4	:(

什麼是全穀？

　　五穀雜糧中帶外殼者稱為全穀，例如：糙米vs白米、紅薏仁vs白薏仁…等，全穀相較去殼精緻後的白米、白麵條、白吐司等，含有更多纖維、維生素B群、礦物質、必需脂肪等。只要吃一碗糙米或五穀飯，除了有4C醣類外更同時得到一籮筐的好營養，真是太划算了！其中，**纖維含量越高，升糖指數便越低，抗性澱粉往往也較多**（抗性澱粉又稱第三類纖維，熱量約2.8大卡／克，較一般澱粉或糖3.5～4大卡／克低，對血糖與減重很有幫助），一舉數得！

品項	蛋白質（克／份）	醣類（克／份）	纖維（克／份）	
白米	1.5	15.5	0.1	☹
胚芽米	1.6	15	0.4	
糙米	1.6	15	0.8	
五穀米	1.7	14.6	1	
薏仁	2.7	13.2	0.4	
糙薏仁	2.7	13.2	0.8	
鷹嘴豆	3.9	12.2	2.5	☺
米豆	4.3	12.4	3.1	☺
綠豆	4.6	12.6	3.2	☺
紅豆	4.2	12.3	3.7	☺

如果C吃太多？

會在體內轉變為脂肪屯積，就算熱量沒有超過，還是會成為體脂過高的瘦胖子！

如果C吃太少？

身體需要熱量，用醣類是代謝成本最低的。如果吃太少（50～100克以下）而由蛋白質或脂肪取代，則容易讓身體隨時處於酸性環境，也會像吃肉減肥或生酮飲食般，**增加血液中酮酸過多的風險，還可能養了一肚子壞菌。**

什麼比例的C最剛好？

一篇針對美國 15,428個案追蹤長達25年的研究（2018Lancet），結果證實飲食中醣類比例佔總熱量50～55％者（理想比例），相較於低醣類比率與高醣類比率者，死亡風險最低。而總醣量中最好有1/3～1/2是帶殼的全穀類，也就是**一天如果吃3碗飯，其中1～1.5碗是糙米飯或五穀飯最好。**全穀吃足量纖維就足夠，肚子裡的好菌快樂無比，許多腸道疾病與癌症的困擾也跟著不見了！

- 根據世界癌症研究基金會所公佈的防癌10要，也特別強調攝取全穀食物對於防癌的重要性。
- 至少1/3選擇全穀，是台灣飲食指南的建議，美國USDA的飲食建議是1/2。

膳食纖維大PK！

比比看，哪份餐能攝取更多的纖維？

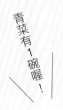

1號餐

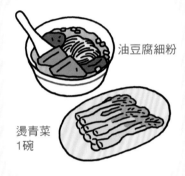

油豆腐細粉

燙青菜
1碗

我比較多，
因為青菜有1碗！

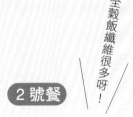

2號餐

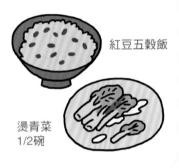

紅豆五穀飯

燙青菜
1/2碗

我比較多，
因為我有全穀雜糧飯！

1號餐共有3.9克纖維，分別來自青菜3克＋冬粉0.9克。雖然綠豆纖維很多，但做成細粉後纖維去掉90%，還好有一碗青菜大大加分。

2號餐共有8.2克纖維，分別來自1C紅豆3.7克＋3C五穀飯3克＋青菜1.5克。紅豆只有1/4碗就有非常豐富的纖維，再加上五穀飯，這1碗飯就有6.7克，纖維相當豐富。
所以2號餐勝出！

算算看！
善用本章圖鑑，精準了解每日可吃的份量。

Step 1

依前章可算出一天總共能吃＿＿＿C。

各餐分配（可參考第4章或依個人習慣自訂）：

早＿＿＿＿C，午＿＿＿＿C，晚＿＿＿C，點心＿＿＿＿C。

> 範例
>
> 美均的一日總量 10 C。
>
> 生活習慣：早上趕上班，早餐吃得少，下午喝咖啡提神配點心。
>
> ⇨ 早餐 2 C，午餐 4 C，下午茶 1～2 C，晚餐 2～3 C。

Step 2

A 翻閱本章圖鑑 ⇨ 挑選喜歡吃的品項

⇨ 該品項×該餐C數＝可吃的量 ⇨ 完成！

（也可以選擇2～3個品項，只要加總符合該餐總C數即可。）

B CH11外食圖鑑 ⇨ 挑選喜歡吃的品項

⇨ 該餐C數÷該品項標的C數＝可吃的量 ⇨ 完成！

美均的一日飲食規劃

美均一天要10C，怎麼吃？

餐次分配		自各餐範例三選一	
早餐	2C	Ａ 雜糧饅頭1/2個	⇨ 1/4個（1C）×2＝1/2個
		Ｂ 地瓜1條（約2/3碗）	⇨ 1/3碗（1C）×2＝2/3碗
		Ｃ 肉包或菜包1個	⇨ 剛好 2C；查閱P281-282
午餐	4C	Ａ 五穀飯1碗	⇨ 1/4碗（1C）×4＝1碗
		Ｂ 水餃10顆＋酸辣湯1碗	⇨ 10顆 3.2C＋酸辣湯 0.5C＝共 3.7C；查閱P290、292
		Ｃ 牛肉麵1碗	⇨ 剛好 4C；查閱P297
下午 點心	1-2C	Ａ 半糖珍珠紅茶	⇨ 珍珠有 2C；查閱P355、356
		Ｂ 紅豆車輪餅1/2個	⇨ 1個有 2.5C，與人分享吃1/2個 ；查閱P346
		Ｃ 夏威夷比薩（厚皮）	⇨ 剛好 2C；查閱P316
晚餐	3C	Ａ 五穀飯七分滿	⇨ 1/4碗（1C）×3＝3/4碗
		Ｂ 肉羹麵1碗	⇨ 剛好 3C；查閱P301
		Ｃ 地瓜稀飯1又1/2碗	⇨ 1/2碗（1C）×3＝1又1/2碗

只需要練習計算一個月就能養成習慣並內化了。

假設中餐吃大餐，屈指一算，晚餐立刻控量，就可以怎麼吃都開心，完全都在掌控中。

Q：如上範例的一日飲食規劃，同事送了一盒巧克力餅乾給美均，她想當下午

　　點心吃，該怎麼調整晚餐份量呢？

A：先看營養標示，每小包巧克力有133大卡，主要來自醣與油；<u>大約＝2C</u>

　　<u>（70大卡×2）</u>。

美均決定吃1包（＝<u>**2C**</u>）

⇨ 晚餐只吃<u>**半碗飯**</u>（＝<u>**2C**</u>），YA！達陣。剛好<u>**10C**</u>。

太美味，吃了2包（＝<u>**4C**</u>）

⇨ 晚餐吃<u>**大量蔬菜不吃飯**</u>（＝<u>**0C**</u>），一樣<u>**10C**</u>達陣！

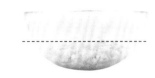

小米

1C = 生米**20**克（**1**湯匙）
　 = 熟小米飯**50**克（**1/4**碗）

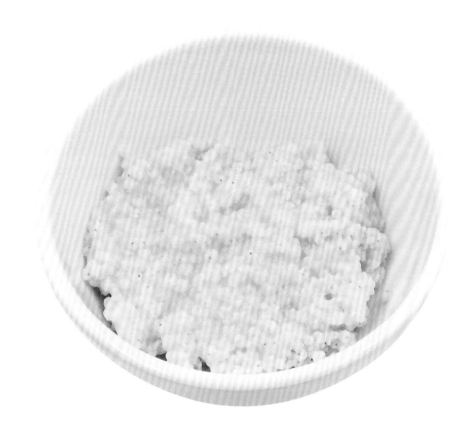

營養標示	
熱量	**73**大卡
醣類	**14.3**克
蛋白質	**2.3**克
脂肪	**0.7**克
膳食纖維	**0.4**克

？ 你知道嗎

➡ 小米又名「粟」，米粒較稻小，容易烹煮熟成，其富含色胺酸（一種必須從食物中才能獲得的胺基酸），有助於鎮靜安眠，可與其他雜糧米一起烹煮食用，煮粥或煮飯都可以，質地軟，很適合高齡長者食用。

十穀米

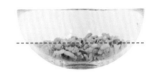

1C = 生米 **20**克（**1**湯匙）
    = 熟飯 **45**克（**1/4**碗）

纖維是白米的8倍

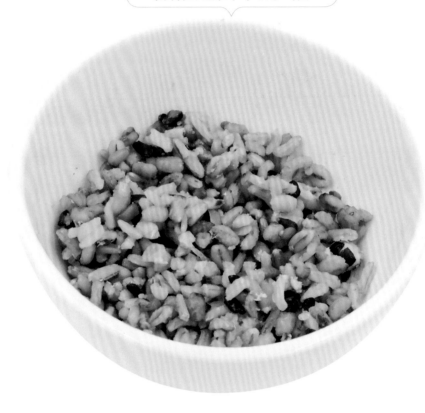

營養標示	
熱量	**71**大卡
醣類	**14.6**克
蛋白質	**1.7**克
脂肪	**0.6**克
膳食纖維	**1.0**克

你知道嗎

➡ 多選用十穀飯，可增加纖維攝取，有效預防便秘及消化道癌症；還有豐富的維生素B群，給你滿滿活力！

➡ 以溫熱水浸泡6小時以上再蒸煮，米粒較軟，口感較佳喔！

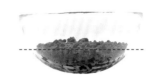

黑米

1C = 生米**20**克（**1**湯匙）
= 熟飯**50**克（**1/4**碗）

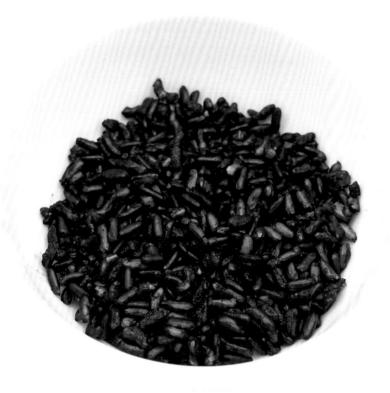

營養標示	
熱量	**70**大卡
醣類	**14.0**克
蛋白質	**2.0**克
脂肪	**0.7**克
膳食纖維	**0.7**克

? 你知道嗎

➤ 黑米屬糙米的一種，帶有紫黑色的米糠層，富含花青素及膳食纖維，具抗氧化、抗老化、防癌之效果。

➤ 蒸煮時，黑米：水=1：1.2～1.3。

白飯

1C＝生米 **20** 克（**1** 湯匙）＝熟飯 **40** 克（1/4 碗）

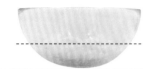

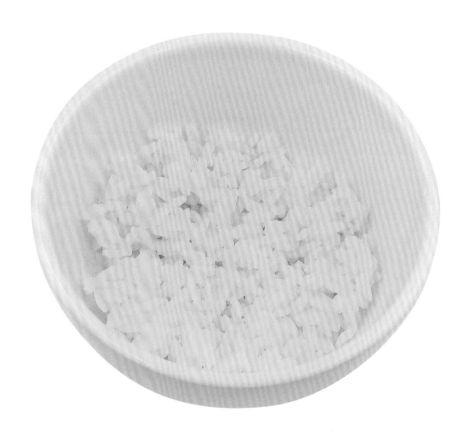

營養標示	
熱量	**73** 大卡
醣類	**16.4** 克
蛋白質	**1.2** 克
脂肪	**0.1** 克
膳食纖維	**0.2** 克

？ 你知道嗎

➡ 精白米口感好，是因它已去除米糠層及胚乳，但以營養價值來看，實不如糙米及胚芽米，且GI值高達84，建議改以雜糧米為佳，一開始吃不慣雜糧者，可混合部分白米一起烹煮食用。

紅藜

1C＝生重**20**克（**1**湯匙）＝熟重**55**克（**1/2**碗）

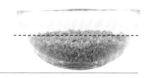

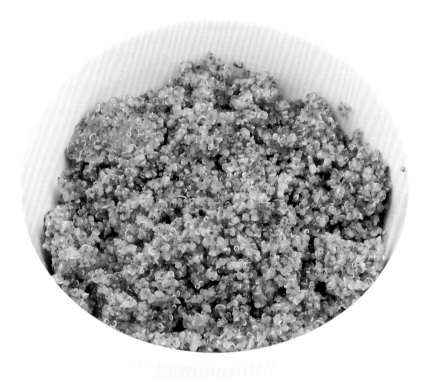

營養標示	
熱量	**75**大卡
醣類	**13.4**克
蛋白質	**2.4**克
脂肪	**1.3**克
膳食纖維	**1.7**克

你知道嗎

➡ 紅藜含甜菜色素和膳食纖維，能有效抑制大腸癌前期病變，達到預防效果。

➡ 紅藜是少數植物中擁有完整9種必須胺基酸（人體無法生產，必須靠食物獲取），適合做為素食者的主食。

粥

1C＝熟重**125**克（ **1/2**碗 ）

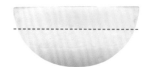

營養標示	
熱量	**69**大卡
醣類	**15.6**克
蛋白質	**1.4**克
脂肪	**0.1**克
膳食纖維	**0.1**克

你知道嗎

➡ 粥含水量多，所以同樣一碗的體積，其熱量比白飯低；但粥較為糊化，雖易消化，卻易使血糖快速上升，若想吃粥最好採用高纖的雜糧米來熬煮，可獲取更多營養素及纖維，血糖震盪也較小。

蘿蔔糕

1C＝生重**50**克（**1**塊）＝熟重**50**克（**1**塊）

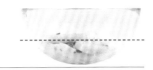

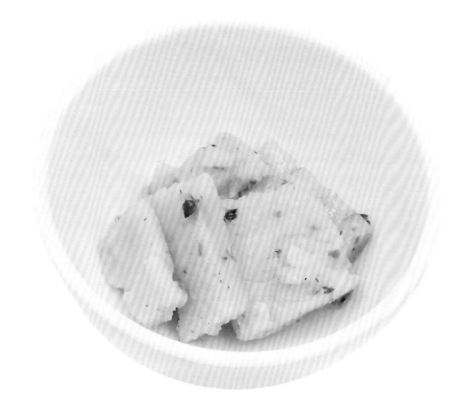

營養標示	
熱量	**56**大卡
醣類	**10.2**克
蛋白質	**1.1**克
脂肪	**1.2**克
膳食纖維	**0.5**克

？ 你知道嗎

➜ 吃4塊蘿蔔糕等於吃下1碗飯，若用油煎的方式就如同吃炒飯（C+O），熱量不容小覷。

麥片

1C＝生重**20**克（**2**湯匙）

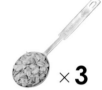×**3**

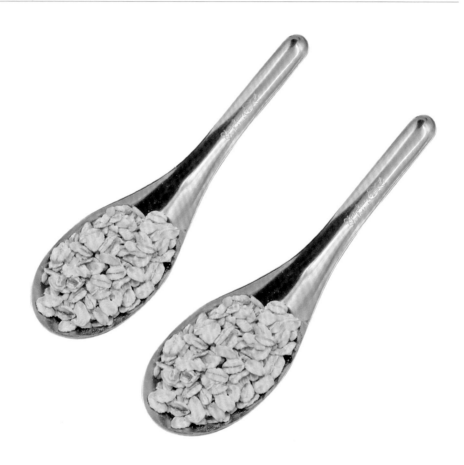

營養標示	
熱量	**79**大卡
醣類	**12.8**克
蛋白質	**2.5**克
脂肪	**1.9**克
膳食纖維	**0.9**克

你知道嗎

➡ 很多人的早餐喜歡以1碗麥片來打發，但購買前別忘記看看標示有無額外加「糖」，盡量選擇無糖的，再搭配堅果、蔬果能吃得更均衡、無負擔。

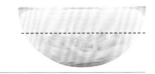

陽春麵

1C＝生重**30**克（**1/4**球）＝熟重**60**克（**1/2**碗）

一球麵＝4C

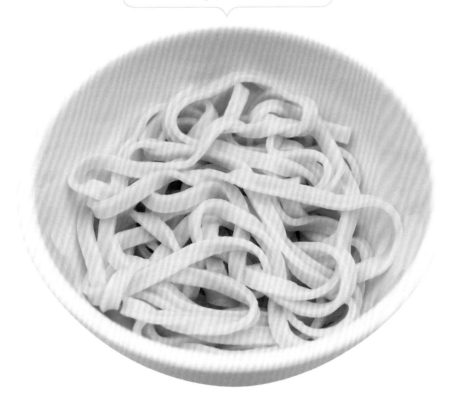

營養標示	
熱量	**80**大卡
醣類	**16.9**克
蛋白質	**2.5**克
脂肪	**0.3**克
膳食纖維	**0.3**克

你知道嗎 ▶ 乾麵的熱量會比湯麵高，因為要拌入肉燥，含油量較高，若想控制熱量者，可選擇湯麵，熱量至少降100卡。

義大利麵

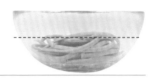

1C＝生重**20**克（**18**條）＝熟重**50**克（**1/2**碗）

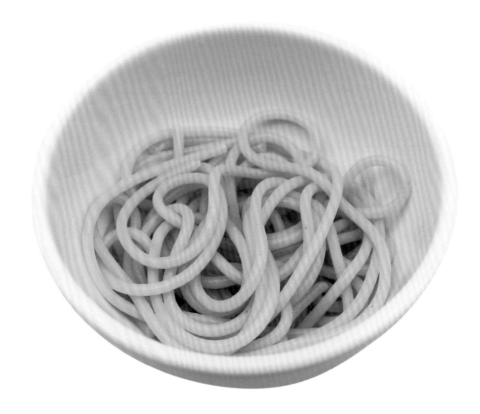

營養標示	
熱量	**71**大卡
醣類	**14.4**克
蛋白質	**2.4**克
脂肪	**0.4**克
膳食纖維	**0.4**克

? 你知道嗎

➡ 對減重者來說，義大利麵暗藏「爆肥」陷阱，禍首就是「醬汁」，例如：青醬會用大量橄欖油或奶油，並加松子提味，因此熱量最高，而白醬也不惶多讓，以奶油、牛奶和麵粉熬煮，熱量也不低，建議選擇清炒類義大利麵，用油量較少。

油麵

1C＝生重**45**克＝熟重**60**克（**1/2**碗）

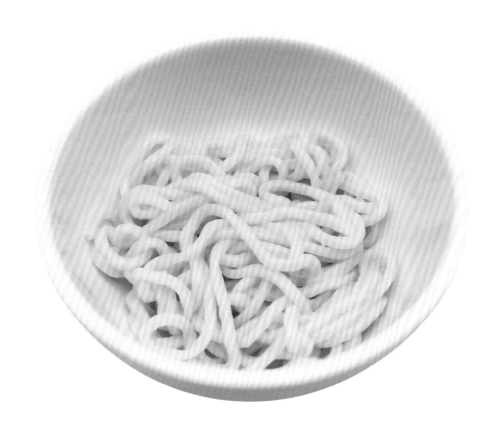

營養標示	
熱量	**73**大卡
醣類	**14**克
蛋白質	**2.5**克
脂肪	**0.8**克
膳食纖維	**0.3**克

你知道嗎

油麵又稱鹼麵，在製程中加了食用鹼（三偏磷酸鈉、碳酸鈉、碳酸鉀等），加鹼的目的是使麵更Q彈，吃起來別有風味，但部分業者為了讓黃色更明顯，會添加食用色素，若未添加色素的，應呈現淡黃色。

鍋燒麵、烏龍麵

1C＝熟重**60**克（**1/2**碗）

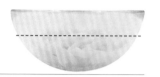

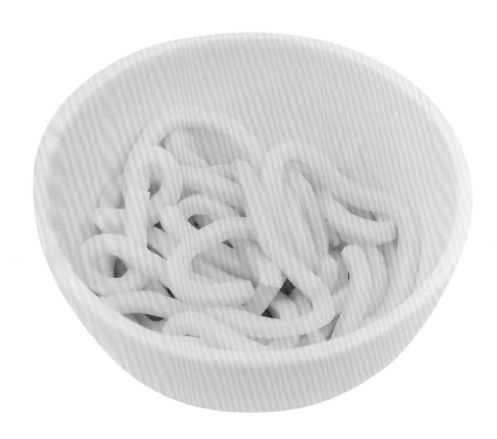

營養標示	
熱量	**76**大卡
醣類	**16.6**克
蛋白質	**1.8**克
脂肪	**0.2**克
膳食纖維	**0.7**克

？ 你知道嗎

→ 烏龍麵的GI值為80，屬於高GI的食物，所以記得在攝取時，務必要細嚼慢嚥，並搭配蔬菜及豆魚蛋肉一起吃，否則只吃麵會快速引起血糖上升。

通心粉

1C＝生重**20**克（**14**條）＝熟重**50**克（**1/2**碗）

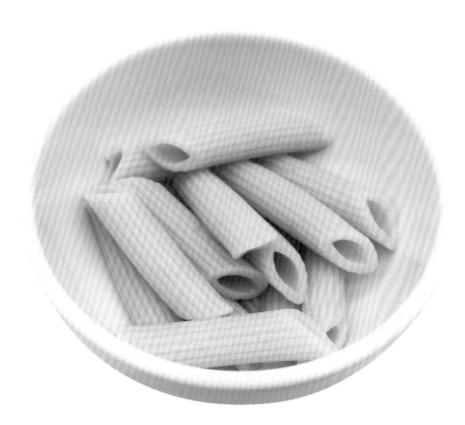

營養標示	
熱量	**72**大卡
醣類	**14.5**克
蛋白質	**2.8**克
脂肪	**0.3**克
膳食纖維	**0.4**克

? 你知道嗎

➡ 亦稱通心麵，為一種義大利麵，GI值為65，相較於烏龍麵（80）低了許多，不過要留意其中空的管道，易吸附包裹醬汁，若想少油少鈉，可採用清炒或煮湯的方式。

拉麵

1C＝生重**25**克（**1/3**碗）＝熟重**45**克（**1/3**碗）

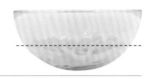

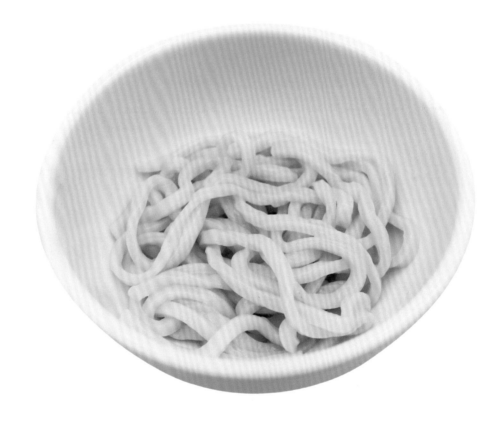

營養標示	
熱量	**73**大卡
醣類	**15.5**克
蛋白質	**2.3**克
脂肪	**0.2**克
膳食纖維	**0.3**克

你知道嗎

拉麵湯頭種類繁多，其中「豚骨」拉麵最受歡迎，但它的熱量也最高，因為豚骨湯是用豬骨長時間熬煮，再配上肥肥的叉燒肉，高油又高鈉，蔬菜也不足，所以偶一為之就好。

全麥麵條

1C＝生重**20**克（**1/5**把）＝熟重**35**克（**1/3**碗）

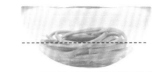

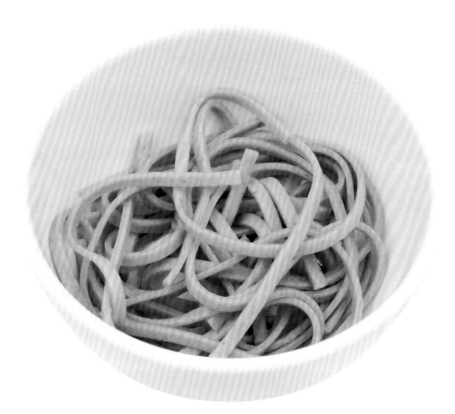

營養標示	
熱量	**72**大卡
醣類	**14.5**克
蛋白質	**2.8**克
脂肪	**0.3**克
膳食纖維	**0.4**克

？ 你知道嗎

全麥麵條是採「部分」全麥粉製成，購買前先瀏覽一下外包裝上的成分說明，挑選全麥比例較高的，可攝取到更多纖維，且GI值較低，只有50，對糖尿病友來說，是不錯的麵食選擇。

手工雜糧饅頭

1C＝**30**克＝（**1/4**個）（**1**個＝直徑**10**×高**6**公分）

一顆120克＝4C

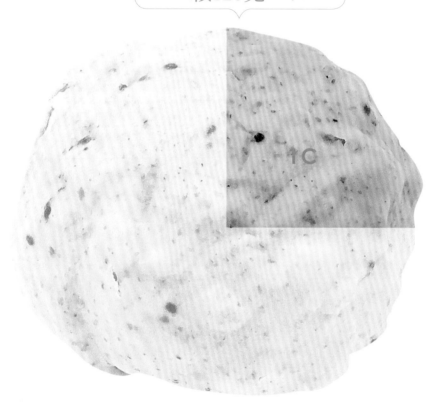

營養標示	
熱量	**71**大卡
醣類	**14.7**克
蛋白質	**2.4**克
脂肪	**0.3**克
膳食纖維	**0.7**克

你知道嗎

→ 手工饅頭較為扎實，所以吃一個等於一碗飯，若作為早餐，可再搭配一顆蛋及一杯豆漿，夾入些許生菜、大番茄、小黃瓜等蔬菜類，便能吃得更均衡。

山東饅頭

1C＝**30**克（**1/6**個）（**1**個＝直徑**11**×高**7**公分）

一顆180克＝6C

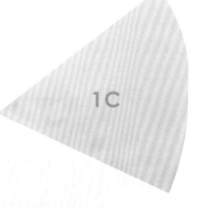

1C

營養標示	
熱量	**74**大卡
醣類	**15.4**克
蛋白質	**2.4**克
脂肪	**0.4**克
膳食纖維	**0.3**克

? 你知道嗎

➡ 山東饅頭在體積上較大，獨享一顆就相當於吃6C，也就是等同1.5碗飯，若想減重或有高血糖問題的人，要留意攝取份量，最好分成2餐吃完或與家人分享。

吐司

1C＝**30**克＝**2/3**片（**1**片＝**11**×**8.5**×**1.5**公分）

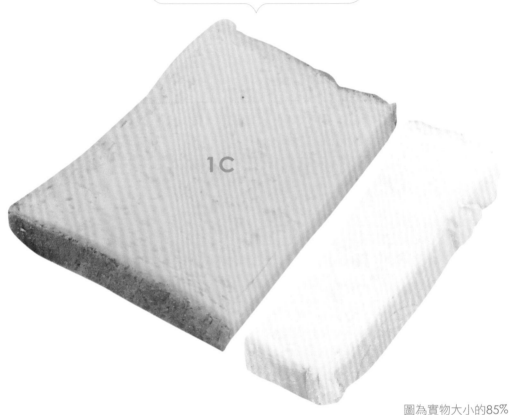

1片＝1.5C、2片＝3C

1C

圖為實物大小的85%

營養標示	
熱量	**85**大卡
醣類	**14.6**克
蛋白質	**2.9**克
脂肪	**1.9**克
膳食纖維	**0.9**克

你知道嗎

➡ 全麥吐司也不完全是雜糧，市售多為白麵粉加上少許全麥粉或麩皮製成，所以最好再搭配蔬果才能達到高纖。

餐包

1C = **30**克 = **1**個（**7.5**×**5.5**×**4**公分）

一個 = 1C+1O

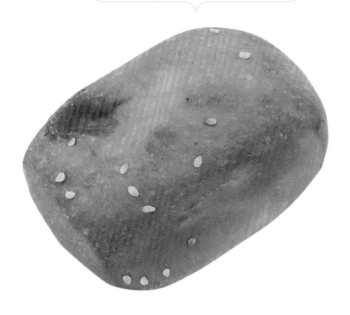

營養標示	
熱量	**108**大卡
醣類	**15.2**克
蛋白質	**2.2**克
脂肪	**4.5**克
膳食纖維	**0.6**克

? 你知道嗎

➡ 即使是無餡料的小餐包，在製程中仍會加油、加糖等，故熱量比單純1份米飯（1C）高一些；再者，若是有夾餡的，無形中會增加更多油及糖的攝取量，熱量也更高。

蘇打餅乾

1C = **20**克 = 小**4.5**片（**1**片 = **5.5**×**5.5**公分）
= **20**克 = 大**2**片（**1**片 = **7**×**7**公分）

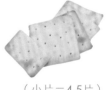

（小片＝4.5片）

一個＝1C+1O

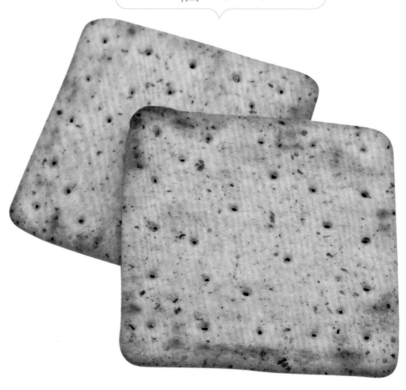

營養標示	
熱量	**105**大卡
醣類	**11.9**克
蛋白質	**1.9**克
脂肪	**5.6**克
膳食纖維	**0.5**克

? 你知道嗎

➡ 蘇打餅常與健康畫上等號，無論是噁心、胃酸分泌過多或血糖過低，蘇打餅乾都能及時救援，不過購買前最好看一下營養標示，挑選油脂及含鈉量較低者。

➡ 選購時，盡量挑全麥更好。

燒餅

1C＝**20**克

　　＝**1/4**個（**1**個＝**7.5**×**9**×**1.5**公分）

一個85克＝4C＋1.5O

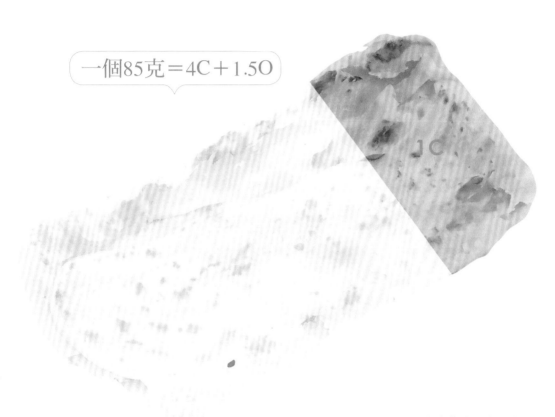

圖為實物大小的80%

營養標示	
熱量	**64**大卡
醣類	**10.2**克
蛋白質	**1.8**克
脂肪	**1.8**克
膳食纖維	**0.2**克

你知道嗎

➡ 燒餅是中式早餐常見的選擇，它除了含有澱粉，也隱藏一些油脂，若再夾入（炸）油條，幾乎就把全天的油脂「扣達」都吃光了。

油條

1C = **40**克
= **4/5**條（**1**條 = **31**×**7**×**3**公分）

1條48克 = 1.2C + 4O

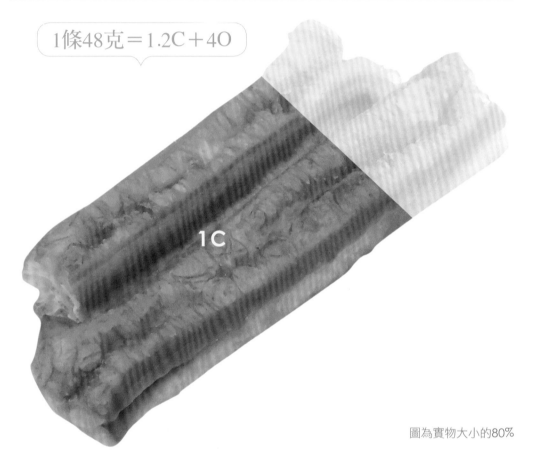

1C

圖為實物大小的80%

營養標示	
熱量	**219**大卡
醣類	**14.9**克
蛋白質	**4**克
脂肪	**16.1**克
膳食纖維	**0.6**克

你知道嗎

➡ 1根油條含1湯匙以上的油脂，且高溫油炸過程中會失去大部分營養素，甚至會產生致癌物質。

➡ 1根超過1C，油更多，要注意喔！

甜不辣

1C＝生重**70**克（**6**公分×**4**條）
　　＝熟重**64**克（**6**公分／**4**條／**1/2**碗）

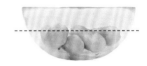

等於1C＋1P

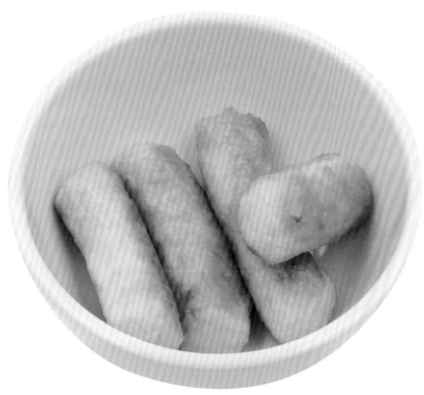

營養標示	
熱量	**123**大卡
醣類	**14.7**克
蛋白質	**8.7**克
脂肪	**3.3**克
膳食纖維	**0.1**克

? 你知道嗎

➡ 甜不辣的主成分有澱粉及魚漿，如手指般大小的甜不辣，4條＝1/4碗飯＋1顆蛋的熱量，要多注意攝取份量喔！

馬鈴薯

1C＝生重**90**克（半碗）＝熟重**92**克（**1/2**碗）

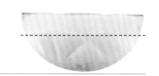

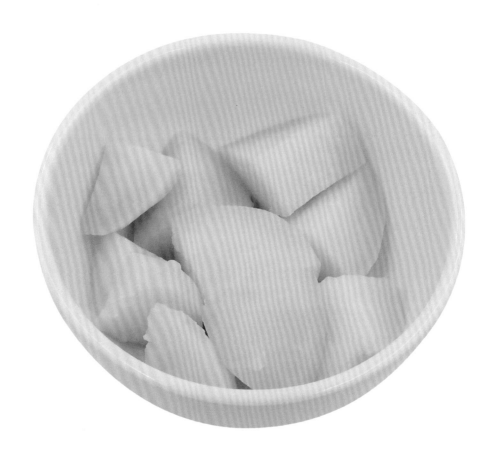

營養標示	
熱量	**67**大卡
醣類	**14.2**克
蛋白質	**2.3**克
脂肪	**0.2**克
膳食纖維	**1.1**克

？ 你知道嗎

➜ 馬鈴薯在發芽的過程中，會產生大量茄鹼，具有神經毒性，且耐高溫，所以發芽的馬鈴薯應整顆丟棄，切勿食用。

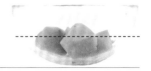

地瓜

1C＝生重**55**克（半碗）＝熟重**57**克（1/3碗）

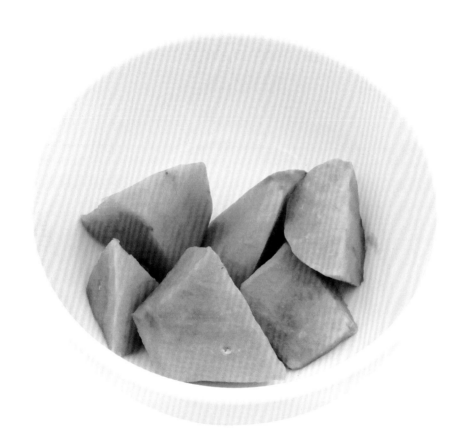

營養標示	
熱量	**63**大卡
醣類	**15.3**克
蛋白質	**0.7**克
脂肪	**0.1**克
膳食纖維	**1.4**克

？ 你知道嗎

➡ 地瓜含有β-胡蘿蔔素，在體內會轉化為維生素A，有助於細胞生長、免疫力增強。地瓜的纖維比十穀飯還高，可以蒸地瓜當早餐，方便、營養又高纖維。

山藥

1C＝生重**80**克（**2/3**碗）＝熟重**80**克（**1/2**碗）

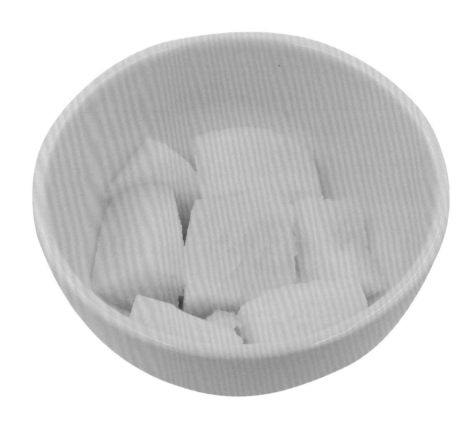

營養標示	
熱量	**67**大卡
醣類	**14.5**克
蛋白質	**2.3**克
脂肪	**0.1**克
膳食纖維	**1.0**克

你知道嗎

➡ 山藥的黏液含有多醣體與黏蛋白（Mucin），這些成分屬於水溶性纖維，是腸內益生菌的食物來源，因此有助於整腸、提高免疫力。

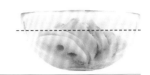
蓮藕

1C＝生重**100**克＝熟重**100**克（**2/3**碗）

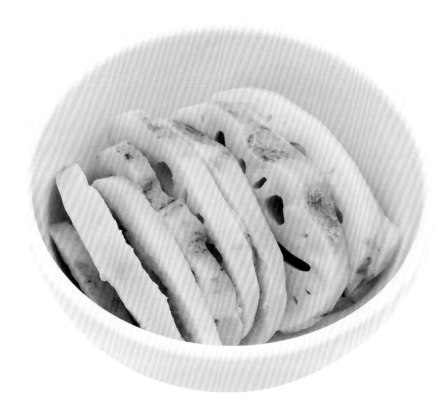

營養標示	
熱量	**58**大卡
醣類	**13.5**克
蛋白質	**2.0**克
脂肪	**0.2**克
膳食纖維	**3.3**克

? 你知道嗎

➡ 蓮藕在《本草綱目》稱它為「靈根」！生吃有助清熱生津、涼血止血；煮熟吃則有健脾養胃、補氣養血之功效。

➡ 就營養學來看，蓮藕高纖、且含多醣，可提升免疫力、抑制癌細胞生長。

玉米或玉米粒

1C = 生重**85**克（**2/3**根玉米或**1/2**碗玉米粒）

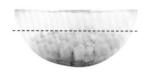

1根 = 1.5C

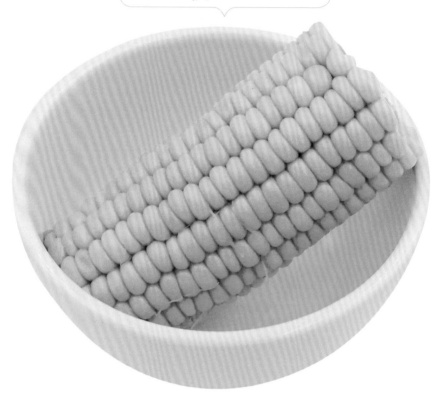

營養標示	
熱量	**82**大卡
醣類	**15.1**克
蛋白質	**2.8**克
脂肪	**2.1**克
膳食纖維	**4.0**克

你知道嗎

➡ 玉米常被誤認是蔬菜，其實是C（全穀雜糧），吃一根玉米將近於吃半碗飯。纖維含量是白飯的4倍，有助於預防便秘及腸胃道癌症。

➡ 一般常吃甜玉米，但白玉米的熱量與醣份約只有甜玉米的60%，且很有飽足感，是減重者的點心好選擇。

南瓜

1C＝生重**85**克（**3/4**碗）＝熟重**85**克（**1/2**碗）

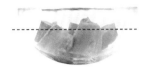

C

全穀雜糧

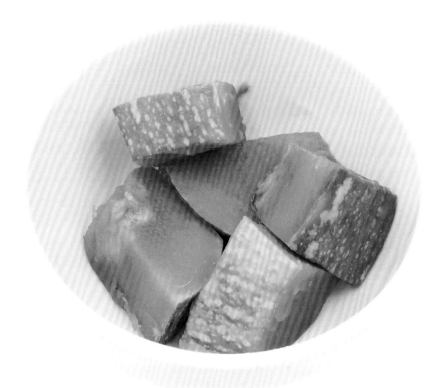

營養標示	
熱量	**59**大卡
醣類	**14.7**克
蛋白質	**1.6**克
脂肪	**0.2**克
膳食纖維	**2.1**克

你知道嗎

➡ 連皮帶籽吃最好，南瓜全身都是寶，外皮富含纖維，可刺激腸道蠕動、預防便秘；瓜肉富含 β-胡蘿蔔素，可強化黏膜及皮膚的健康，抑制癌細胞生長；南瓜籽含鋅量高，有助於預防攝護腺腫大或癌變。

豌豆仁

1C ＝生重**70**克（**1/3**碗）＝熟重**70**克（**1/2**碗）

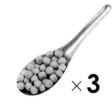 ×**3**

高纖

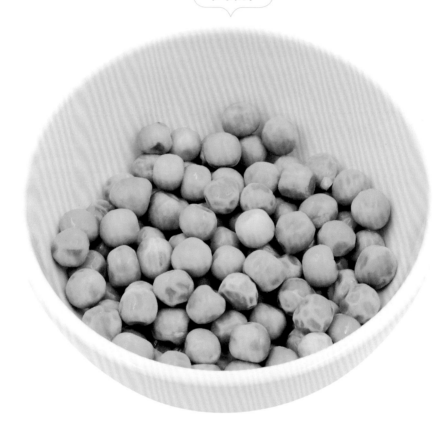

營養標示	
熱量	**76**大卡
醣類	**15.2**克
蛋白質	**6.4**克
脂肪	**0.2**克
膳食纖維	**5.3**克

? 你知道嗎

➡ 別被騙了！豌豆仁其實是澱粉類，不是蔬菜喔！不過它所含纖維量很高，可適量取代部分米飯。

➡ 蛋白質含量相當豐富，有助於素食者補充容易缺乏的蛋白質，但對腎功能不良者，要盡量少吃。

紅豆

1C＝生重**25**克（**1**湯匙）＝熟重**45**克（**2**湯匙） ×**3**

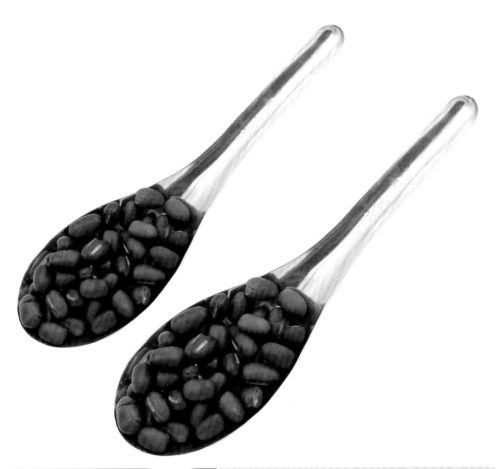

營養標示	
熱量	**73**大卡
醣類	**15.4**克
蛋白質	**5.2**克
脂肪	**0.1**克
膳食纖維	**4.6**克

? 你知道嗎

➡ 與米飯一起吃更好。紅豆的蛋白質相較其他穀類高，且富含離胺酸（必需胺基酸的一種），可與米飯一起食用，以彌補穀類離胺酸較少的缺點，提升該餐的蛋白質品質。

鷹嘴豆

1C＝生重**25**克（**1**湯匙）＝熟重**50**克（**2**湯匙） ×**3**

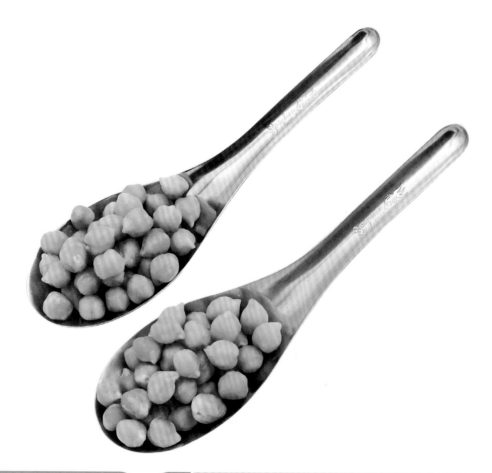

營養標示	
熱量	**85**大卡
醣類	**15.3**克
蛋白質	**4.8**克
脂肪	**1.5**克
膳食纖維	**3.1**克

❓ 你知道嗎

➡ 鷹嘴豆又稱雪蓮子、埃及豆、雞豆，蛋白質含量是白飯的4倍，適合素食者作為部分主食的來源！

➡ 鷹嘴豆要先浸泡8小時再烹煮，口感較佳。

米豆

1C＝生重**25**克（**1**湯匙）＝熟重**45**克（**2**湯匙） ×**3**

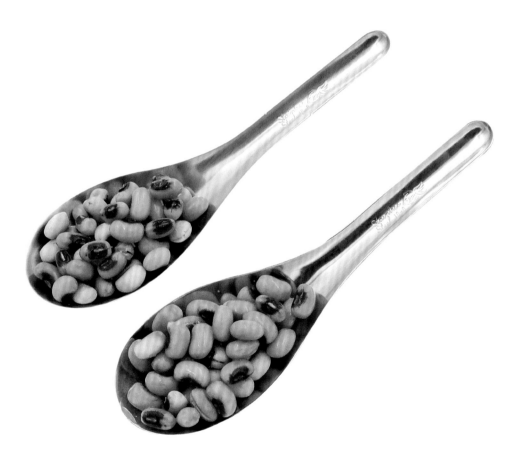

營養標示	
熱量	**79**大卡
醣類	**15.6**克
蛋白質	**5.4**克
脂肪	**0.6**克
膳食纖維	**3.9**克

你知道嗎

➡ 米豆除了含醣類，也富含蛋白質、維生素B群、鐵、鋅等營養素，尤其蛋白質是白飯的4.5倍，非常適合缺乏蛋白質的素食者或化療中的癌友補充；反之，若是需要限制蛋白質的腎臟病友就要避免食用。

冬粉

1C＝生重**15**克（半把）＝熟重**77**克（**1/2**碗）

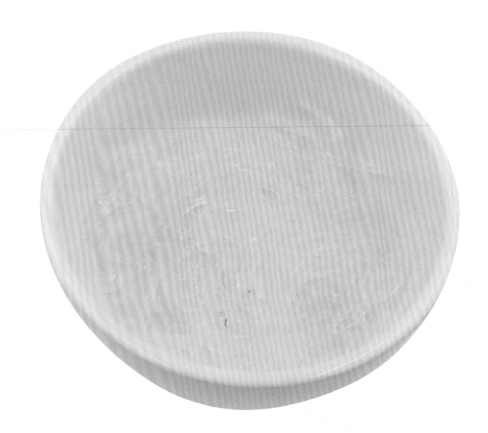

營養標示	
熱量	**52**大卡
醣類	**13.1**克
蛋白質	-
脂肪	-
膳食纖維	**0.2**克

？ 你知道嗎

➡ 很多人以為冬粉熱量低，其實不然，2把冬粉＝1碗飯，且冬粉很會吸湯汁，若搭配麻辣或其他高油高鈉的湯底，反而容易增加身體負擔，過多的熱量也易導致肥胖。

米苔目

1C＝生重**50**克（**1/3**碗）＝熟重**68**克（**1/2**碗）

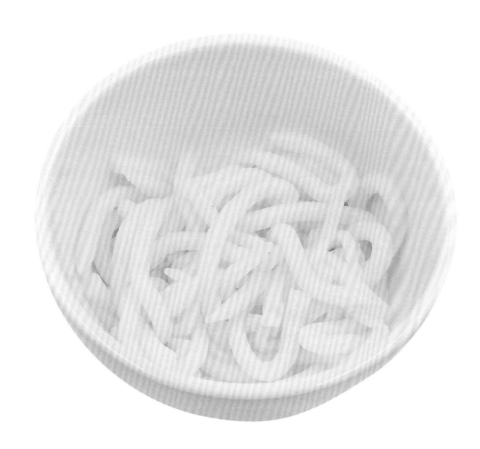

營養標示	
熱量	**61**大卡
醣類	**14.8**克
蛋白質	**0.3**克
脂肪	**0.1**克
膳食纖維	**0.1**克

? 你知道嗎

➤ 米苔目、米粉、冬粉都是蛋白質含量低的澱粉類，對於需限制蛋白質攝取的腎臟病友，可適量作為C（全穀雜糧）的來源。

米粉

1C = 生重**20**克（**22**×**4**×**2**公分）
= 熟重**70**克（**1/2**碗）

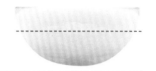

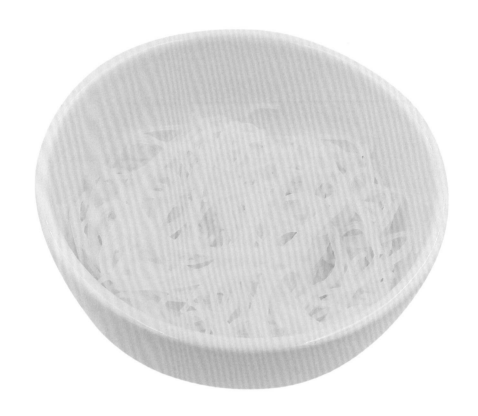

營養標示	
熱量	**73**大卡
醣類	**17.1**克
蛋白質	**0.4**克
脂肪	**0.2**克
膳食纖維	**0.2**克

你知道嗎

➥ 米粉過去大多是以純米作成，但現今不少業者會在米粉中加入玉米澱粉，較耐煮不易糊爛，成本也能降低，因此在購買前可看一下標示，了解自己吃的是「米粉」還是「炊粉」。

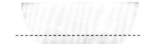

河粉（米粄條）

1C = 生重**50**克（**1/3**碗）
　　= 熟重**65**克（**1/3**碗）

一碗＝3C

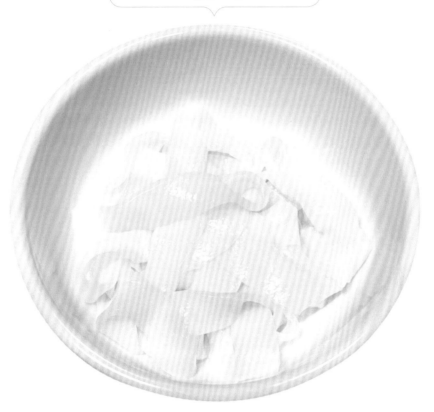

營養標示	
熱量	**64**大卡
醣類	**14.6**克
蛋白質	**0.6**克
脂肪	**0.5**克
膳食纖維	**0.7**克

？ 你知道嗎

➡ 屬於精緻澱粉，纖維少。由於蛋白質、鉀與磷的含量較低，對於腎臟功能不全的患者，河粉是個不錯的選擇。

➡ 含水量較高，1C為50克。若為湯河粉一碗2C，炒河粉則3C。

粿仔條

1C = 生重**35**克（**1/3**碗）

= 熟重**45**克（**1/4**碗）

一碗＝4C

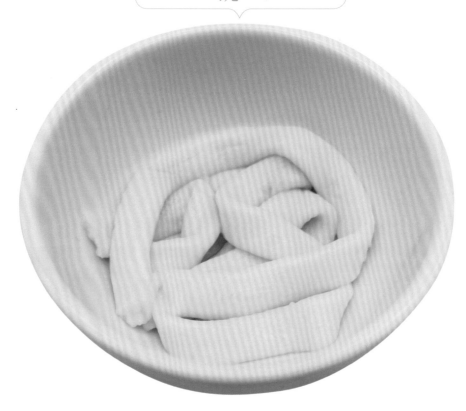

營養標示	
熱量	**68**大卡
醣類	**15.8**克
蛋白質	**0.2**克
脂肪	**0.4**克
膳食纖維	**0.1**克

你知道嗎

➡ 與前一頁的河粉雷同，都屬精緻澱粉，所以纖維含量極低，且密度較高，故吃一碗就等同於吃一碗飯，與前方所介紹的其他麵食類「半碗＝1C」大大不同，同樣一碗麵，粿仔條的熱量高出一倍！

芋圓、地瓜圓

1C＝生重**30**克（**7**粒）
　　＝熟重**37**克（**7**粒）＝約**1**湯匙

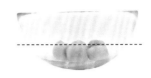

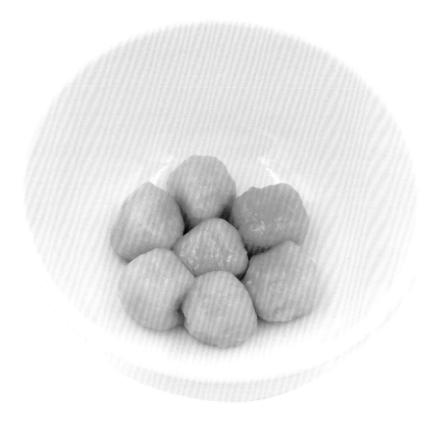

營養標示	
熱量	**64**大卡
醣類	**15.6**克
蛋白質	**0.6**克
脂肪	**0.1**克
膳食纖維	**0.2**克

你知道嗎

➤ 屬精緻澱粉，1湯匙就等於1C，且一般還會搭配紅豆湯、燒仙草等甜湯，對高血糖或糖尿病友來說，務必要留意攝取份量，每吃2湯匙就要減少攝取半碗飯。

粉圓

1C＝生重**15**克（**1**湯匙）＝熟重**80**克（**1/2**碗）

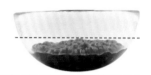

精緻澱粉製成，偶爾吃就好。

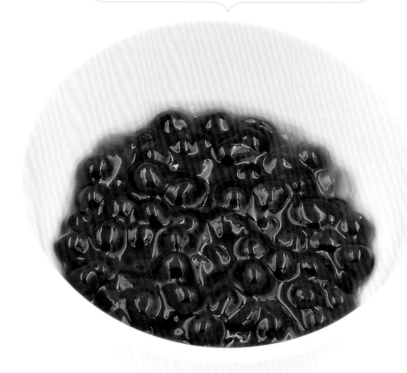

營養標示	
熱量	**52**大卡
醣類	**12.9**克
蛋白質	-
脂肪	-
膳食纖維	-

你知道嗎

➤ 此色澤多來自添加「焦糖色素」並非黑糖！

➤ 粉圓與水的比例1：10，把粉圓加入燒開的水中，開小火煮15分鐘後，再燜10分鐘，煮的過程中要稍微攪拌才不會黏在一起，燜完後撈起、瀝乾放入冷水中，冰陣一下撈起就完成。

蓮藕粉

1C = **20**克（**2**湯匙）

 ×**2.5**

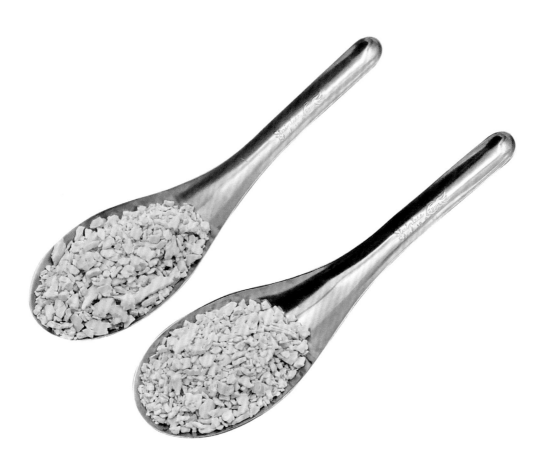

營養標示	
熱量	**73**大卡
醣類	**17.7**克
蛋白質	**0.02**克
脂肪	**0.02**克
膳食纖維	**0.06**克

？ 你知道嗎

➡ 部分業者會加入馬鈴薯澱粉，若是純藕粉，其加水煮後會呈淺粉色，放涼後會凝結成膠狀。

➡ 對腎臟病友來說，蓮藕粉很適合作為熱量補充的點心，因為其所含的蛋白質、鈉、磷、鉀都較其他C來得低。

Chapter 6

豆魚蛋肉類

P

P 豆魚蛋肉類

　　本章將引領你深入認識蘊藏豐富蛋白質的食物，學會吃什麼可以「趨吉避凶」，長肌肉又增強免疫力，透過圖示進階學會如何換來換去、怎麼吃都OK！

正名

豆魚蛋肉類（國健署2018新修正，原名豆魚肉蛋類），早期稱為肉魚豆蛋類，因考量其對健康重要性的排序，因而更名。英語系國家的名稱為Protein foods（蛋白質類食物），因此代號訂為**P**。

家族成員

為動物或植物性且蛋白質含量高而醣類很少的食物或食品。包括：

- **豆**：包含**大豆三兄弟：黃豆、黑豆與毛豆**，又稱植物肉。除富含蛋白質，也含有部分大分子醣類，如：纖維等。其他豆類如：紅豆、綠豆、米豆……，成分以碳水化合物為主，屬於前一章的全穀雜糧類，並不是P類。近來偶爾也會看到的茶豆（乾豆溼豆外形似黃豆與毛豆，顏色較深，呈茶色）也屬P類。至於黃豆或黑豆製品也包括在內如：豆腐、豆干、豆包、素雞、豆棗…等。
- **魚**：淡水魚、海魚、蚌殼、蝦蟹、海參、花枝、小管、小魚干、鹹魚等各種海鮮水產，與其製品如：魚丸、花枝丸、魚鬆、魷魚絲等。
- **蛋**：各種蛋，例如：雞蛋、鴨蛋、鴿蛋、鹹蛋、皮蛋等。
- **肉**：泛指魚和海鮮以外，各種動物的肉或內臟及其加工品，包括：豬／牛／羊肉、雞／鴨／鵝肉、鴿肉、香腸、火腿、熱狗、鹹肉、肉乾、肉鬆、貢丸、鵝肝醬、豬血、鴨血…等。

每份大致的營養含量（一份＝**1P**）如下：

豆魚蛋肉依脂肪含量高低分為低脂、中脂、高脂三類：

蛋白質（克）	脂肪（克）	醣類（克）	熱量（大卡）
7	3	+	55
7	5	+	75
7	10	+	120

一份＝1P？

1P ➡

=**1個蛋＝1/2碗豆腐＝1/2個豆包或素雞＝2片豆干**

=**1尖湯匙不帶骨肉類（魚雞豬牛等）＝2尖湯匙去殼海鮮**

=本章圖鑑所呈的每一品項皆為**1P**，且與實體一樣大。只要拿食物和圖鑑比一比即可。

不起眼的『豆』為何名列第一？

　　吃大豆三兄弟除了可以得到豐富蛋白質，也可同時吃到豐富的纖維，還有好菌最愛的果寡糖，以及必需脂肪、多種植化素...等，這些都不是魚蛋肉類可以提供的。因此『豆』能穩居第一名寶座。

　　近年的研究發現：蔬食飲食模式能減少12%過早死亡，平均壽命增加9.5歲，包括減少多種癌症、心血管疾病、糖尿病、高血壓等疾病的風險。我們不一定能做到全吃素，但**增加『豆』減少肉相當重要**，因此，**最好愛上『豆』，不僅要天天吃，最好餐餐吃**。煮過的黃豆黑豆不易爛，影響口感，也可以選擇豆腐豆乾等製品，但要注意以非油炸為佳。根據店家老闆分享：油要夠黑，炸出來顏色才美，驚呆了嗎？

痛風不能吃黃豆？

黃豆與黑豆被認為是高普林食物（分類標準是以乾豆100克計算），其實一次只吃約1P（乾豆約20～25克），相較而言，普林含量就不高了。根據近年的大型研究發現，**多肉、多海鮮與多含糖飲料（含果汁）或甜食，會顯著增加痛風風險，而大豆並不會增加風險。**

基金會十年多來指導專班學員每天喝全豆不過濾的豆穀漿（參閱P385），同時也幾乎餐餐吃些豆製品，一天2～3P，這樣的吃法經前後抽血檢測，原先尿酸高者，血液尿酸值下降，甚至膽固醇、三酸甘油脂也降低。因此，建議痛風族可漸進式放心吃，增加大豆三兄弟，同時減少肉、海鮮與含糖點心飲料，加上多喝水，就可以不用擔心痛風來敲門，歡喜四處趴趴走啦！

乳癌不可吃黃豆？

根據較新（2009之後）關於乳癌婦女食用黃豆的數篇大型流行病學前瞻性研究，涵蓋多種族包括中國婦女，結果發現婦女罹患乳癌後，多吃黃豆及其製品不但無害，反而有利於減少乳癌的復發和死亡風險。2017的研究：針對6,235名乳癌患者追蹤9.4年，結果：適量攝取大豆者，賀爾蒙受體陰性患者減少21%乳癌死亡率。2018的研究，多吃黃豆製品與十字花科蔬菜，可以減少乳癌患者治療的副作用（包括：臉潮紅、關節痛、疲倦和記憶力變差等）。

反倒是紅肉、飽和脂肪、高膽固醇飲食習慣者，乳癌罹患風險顯著增加。其中2014哈佛大學針對青少女與年輕女性的研究結果總結：飲食是導致乳癌的重要成因之一，應將紅肉更換為其他植物性蛋白質，如豆類和堅果，並避免喝含有酒精的飲料，能有效降低成年後罹患乳癌的風險。

適當攝取黃豆對於預防乳癌成效良好，因此不僅自身甚至孩子都應從小養成吃大豆與大豆製品的習慣。

> 每日建議量：2～3份大豆（含豆製品）是健康又安全的。

魚類營養好？但重金屬怎麼辦？

魚類的蛋白質分子較短、較好消化吸收，對於長者、小孩、病中病後尤其合適。而且魚類大多為低油，身體負擔少，適合天天吃。深海魚的油脂含有DHA、EPA等益腦降血脂成分，有益健康，但深海大型魚的甲基汞含量高，最好每週1回，且以2P（約6片生魚片或煮熟2湯匙）的量為上限，其中鯊魚、旗魚、鮪魚與油魚等風險高，應特別注意。建議可以**選擇小型深海魚，如：秋刀魚、四破魚、鯖魚、竹莢魚等，烹調時去內臟紅燒或清蒸，避免高溫煎炸烤，以免怕熱的DHA與EPA被破壞殆盡**。

蛋怎麼吃？

近年的研究發現，飲食中的膽固醇對於高膽固醇血症者影響甚微，因此吃蛋彷彿不再有禁忌。**蛋的營養價值高，每天吃一顆剛剛好，多吃無益**。根據近年（2009～2016）的10篇研究發現，蛋吃多可能增加下列疾病的風險：第二型糖尿病、心血管疾病、前列腺癌、出血性中風、乳癌、卵巢癌等。罪魁禍首之一竟然是蛋黃裡的卵磷脂，被腸道裡的壞菌代謝成有害健康的**三甲基胺**，而增加心臟血管疾病的風險。蛋白質食物（P）的種類眾多，可選擇豆、魚、雞等，增加食物的多樣性，更均衡。

加工肉品致癌？

世界衛生組織WHO早在2015年已根據20年間超過800篇研究，將加工肉品列**為一級致癌物**（有足夠證據使人致癌）。世界癌症研究基金會2018的最新防癌報告也明確建議盡量不要吃加工肉品，因為這些食物容易增加硝酸鹽的攝取，破壞細胞正常凋零機制、增加氧化壓力與脂質過氧化，導致發炎反應與DNA不穩定性增加。**加工肉品會增加多種癌症的風險**，包括：大腸癌、鼻咽癌、食道癌、肺癌、胰臟癌、胃癌……等。但如果不吃會很不快樂，記得吃之前來一顆富含維生素C的芭樂或奇異果，可以抑制致癌物的形成並加速代謝。

紅肉致癌？

紅肉（牛豬羊等）被WHO列為2A級致癌物（動物實驗證據確實，但人類致癌的資料有限，也就是還需要更多的研究）。目前的研究發現：

- 已找到吃紅肉可能致癌的機轉證據。
- 人類流行病學研究發現，吃紅肉與結直腸癌、胰腺癌和前列腺癌有關。
- 哈佛大學的兩個研究指出，青少女和年輕女性多吃紅肉，停經之前的乳癌罹癌風險增加。

吃紅肉才能補鐵嗎？其實鐵質在許多全穀蔬果豆中含量豐富，只要均衡多樣反而更健康。因此建議：**盡量不吃加工肉品，紅肉則隔天吃，每回限量3P。輪到吃紅肉的日子則更應多吃蔬果和全穀類**，取得最佳平衡，便可以健康快樂活久久！

P太多？

動物性蛋白質如果攝取過多，會破壞腸道菌相，因為壞菌吃葷、好菌吃素。**我們的身體有個確保健康的微妙平衡：菌→腸→腦軸線平衡**（指腸道菌相、消化道與中樞神經系統所構成的微妙生化信號關連的平衡系統），**動物性來源的食物過多，會破壞此一平衡**，影響所及包括：中樞神經系統、中樞內分泌系統及中樞免疫系統。

近年來許多大型研究包括：2013發表於《美國醫學會內科學期刊》七萬多人追蹤5.8年、加州大學舊金山分校在《刺胳針腫瘤學》期刊發表的研究、與英國牛津大學在《美國臨床營養學期刊》發表針對44,561位英國人追蹤11.6年的結果，在在說明**選擇蔬食有利延壽、降低缺血性心臟病風險、降低死亡風險**等。許多人為了長肌肉，天天努力吃肉，為長遠設想，請開始愛上「全穀蔬果豆」，找到健康飲食的平衡點，必能長肉也增壽！

P太少？

　　蛋白質是構成身體細胞的主要成分，而我們每天都需要蛋白質，作為黏膜細胞、免疫細胞、血球細胞、甚至頭髮皮膚指甲等等的汰舊換新，尤其病中病後、癌症治療，更需要補充大量的蛋白質。攝取不足，可能導致治療效果不佳、免疫力下降等，因此，**學會吃足夠的P，萬分重要！**

什麼叫做高鈣豆製品？

　　黃豆本身的鈣質含量並不高，做出來的豆漿當然鈣也不多，但是在製造豆腐的過程當中，會添加豆腐用凝固劑，也就是硫酸鈣（石膏），或是俗稱鹽滷（有硫酸鈣與氯化鈣等成分），因此只要是**選擇傳統板豆腐或盒裝板豆腐、豆乾，就可以吃到豐富的鈣質。**

　　石膏聽起來很可怕嗎？要改觀喔！其實石膏也是中藥材之一，是很好的鈣質來源。但如果選擇的是盒裝嫩豆腐、家常豆腐等，其凝固方式是添加葡萄糖酸內酯，此成分沒有鈣。目前市面上也會看到兩種並用的。由於法規上沒有規定一定要標示鈣含量，因此**購買時記得看「成份或原料」標示，有看到『鈣』，而且成份欄的排序在前面就可以了**。傳統板豆腐，經常看到木板不乾淨，考量衛生安全，選擇盒裝板豆腐更好。

算算看！
善用本章圖鑑，精準了解每日可吃的份量。

Step 1

依前章可算出一天總共可吃＿＿P。

各餐分配（可參考第4章或依個人習慣自訂）：

早＿＿＿P，午＿＿＿P，晚＿＿＿P，點心＿＿＿P。

範例

美均的一日總量 5P。

生活習慣：早上趕上班，早餐吃得少，下午喝咖啡提神配點心。

⇨ 早餐 1P，午餐 2P，晚餐 2P。

Step 2

A 翻閱本章篇

⇨ 該餐如果有2P，就挑選2項各1P，3P選3項 ⇨ 完成！

B 參考第11章外食篇

⇨ 挑選喜歡吃的品項 ⇨ 達到該餐總P數 ⇨ 完成！

結合上一章，一起考量C＋P囉！

美均的一日飲食規劃

美均一天要5P，怎麼吃？

餐次分配		自各餐範例三選一	
早餐 1P	A 豆漿1杯 約200c.c.	⇨ 200c.c. 約 **1P**；查閱P138	
	B 蛋1顆	⇨ 剛好 **1P**；查閱P162	
	C 鮮肉水煎包1個	⇨ 約 **1P**；查閱P276	
午餐 2P	A 紅燒豆腐半碗＋雞丁1湯匙	⇨ 豆腐半碗 **1P**＋雞丁1湯匙 **1P**＝**2P**	
	B 水餃10顆＋酸辣湯1碗	⇨ 10顆 **2P**＋酸辣湯 **0.5P**＝共 **2.5P**，多了 **0.5P**；查閱P290、292	
	C 牛肉麵1碗	⇨ **1.7P**；查閱P297	
晚餐 2P	A 洋蔥紅蘿蔔炒毛豆3/4碗＋滷小雞腿1支	⇨ 毛豆半碗 **1P**＋1支小雞腿 **1P**＝**2P**	
	B 肉羹麵1 碗	⇨ 有 **1.5P**（查閱P301）。與午餐水餃組合加總正好 **4P**	
	C 清蒸鱸魚2湯匙	⇨ 1湯匙（**1P**）×2＝**2P**	

進階囉！C＋P如何組合

餐次分配		自各餐範例三選一
早餐	2C＋1P	**A** 地瓜1條（約2/3碗）**2C** ＋豆漿1杯約200c.c. **1P**
		B 雜糧饅頭1/2個 **2C** ＋夾蛋1顆 **1P**
		C 鮮肉水煎包1個（麵皮 **2C** ＋鮮肉內餡約 **1P**）
午餐	4C＋2P	**A** 五穀飯1碗 **4C** ＋紅燒豆腐半碗 **1P** ＋雞丁1湯匙 **1P**
		B 水餃10顆（ **3.2C** ＋ **2P**）＋酸辣湯1碗（ **0.5C** ＋ **0.5P**）
		C 牛肉麵1碗 **4C** ＋ **1.7P**
下午點心	1-2C	**A** 半糖珍珠紅茶 **2C**
		B 車輪紅豆餅1/2個 **1.3C**
		C 夏威夷比薩（厚皮）**2C**
晚餐	3C＋2P	**A** 五穀飯七分滿 **3C** ＋豆腐 **0.5P** ＋蒸鯛魚片 **1.5P**
		B 肉羹麵1碗 **3C** ＋ **1.5P**
		C 地瓜稀飯1又1/2碗 **3C** ＋清蒸鱸魚2湯匙 **2P**

假設中餐吃大餐，屈指一算，晚餐立刻控量即可。

只需要練習計算一個月就能養成習慣並逐漸內化了。

Q：如果中午吃了一客8盎司牛排（早餐有節制沒有P），如何是好？

A：**8盎司＝8P**，如上例，一天總量是**5P**，則晚餐不吃P也不吃C，改選擇一大碗蔬菜湯，以平衡午餐過多的熱量攝取。接著出門快走，藉由運動消耗熱量。如此一來，即使吃大餐，也依舊在自己的掌控中！

湯料理大PK！
哪碗湯比較暖胃沒負擔？

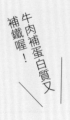

牛肉補蛋白質又補鐵喔！

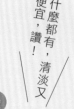

什麼都有，清淡又便宜，讚！

1 號餐

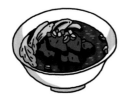

小辣紅燒牛肉湯

進補一下，喝了
全身都暖和！

2 號餐

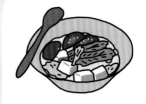

青菜豆腐蛋花湯

好消化易吸收，
胃也好輕鬆！

a.有牛肉，飽和脂肪高，在胃停留的
　時間較長，較不容易消化。

b.紅燒牛肉湯大多添加豆瓣醬，黃
　麴毒素污染的風險高。

c.紅肉屬2A致癌物，隔天吃比較
　好。

2號餐有植物性與動物性蛋白質，還
有青菜，是很暖胃又輕鬆無負擔的好
選項。

黃豆

1P ＝生重**20**克（**1**湯匙）＝熟重**50**克（**2**湯匙）

 ×**3**

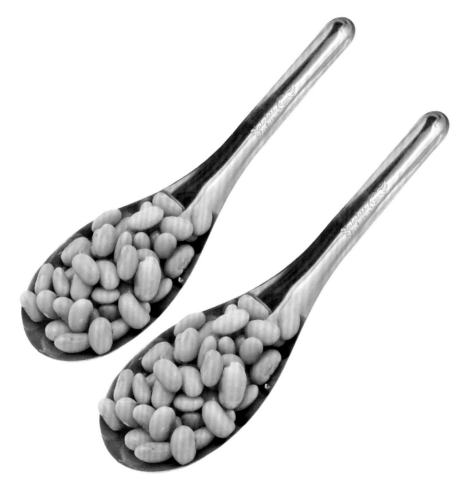

營養標示	
熱量	**72**大卡
醣類	**6.6**克
蛋白質	**7.1**克
脂肪	**3.1**克
膳食纖維	**2.9**克

? 你知道嗎

➡ 生黃豆有胰蛋白酶抑制劑，會讓蛋白質難以消化，所以烹煮黃豆時最好要充分加熱，以免腹脹、消化不良。

➡ 煮前先浸泡8～12小時，使其微發芽，營養含量更豐富，也好消化吸收。

黑豆

1P＝生重**25**克（**1**湯匙或**2**量匙）＝熟重**55**克（**2**湯匙） ×**3**

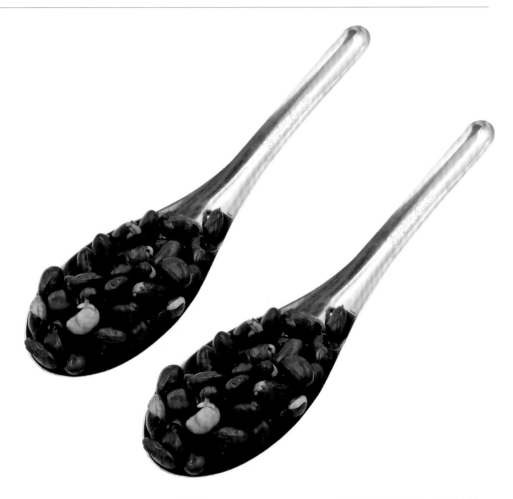

營養標示	
熱量	**85**大卡
醣類	**8.4**克
蛋白質	**9.3**克
脂肪	**3.5**克
膳食纖維	**5.4**克

？ 你知道嗎

➡ 黑豆富含花青素，會與維生素E共同發揮清除自由基的功能。

➡ 屬於大豆三兄弟的一員，植物性蛋白質與纖維含量豐富，有助於腸道好菌的生長。

毛豆仁

1P＝生重**50**克（**1/4**碗）＝熟重**50**克（**1/2**碗）

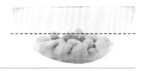

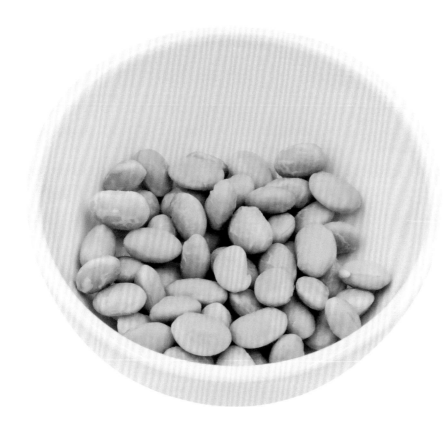

營養標示	
熱量	**65**大卡
醣類	**6.3**克
蛋白質	**7.3**克
脂肪	**1.6**克
膳食纖維	**3.2**克

？ 你知道嗎

➡ 毛豆其實就是黃豆的年輕時期，所以毛豆與黃豆一樣富含植物性蛋白質，是極佳且不含膽固醇的蛋白質來源，被譽為「田中之肉」。

無糖豆漿

1P = 190c.c. = 一般馬克杯 2/3杯

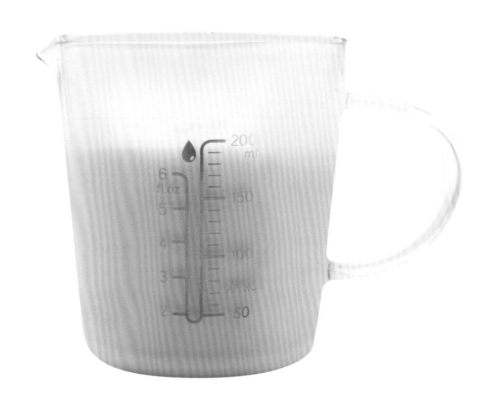

營養標示	
熱量	**61**大卡
醣類	**1.3**克
蛋白質	**6.8**克
脂肪	**3.6**克
膳食纖維	**2.5**克

你知道嗎

➡ 市售的豆漿一杯或一罐約350～500c.c.，等於吃1.8～2.6P；而一般便利商店常販售的利樂屋包裝，大多為450c.c.，等於2.4P。

豆包

1P＝生重**30**克（**1/3**碗）＝熟重**28**克（**1/2**塊）

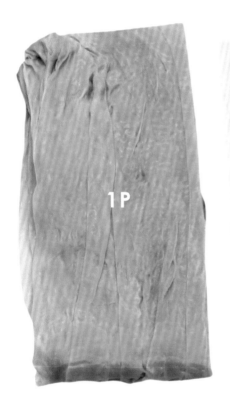

1P

營養標示	
熱量	**62**大卡
醣類	**0.7**克
蛋白質	**7.6**克
脂肪	**3.3**克
膳食纖維	**0.2**克

你知道嗎

➤ 由豆漿表面凝結而成的「豆皮（包）」，是豆製品界蛋白質含量最高的，若挑選的「非油炸」，其熱量也不會過高，想補充蛋白質的癌友或是素食者，首選白豆皮（包）就對了！

包裝板豆腐

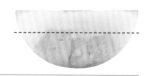

1P＝生重**80**克（**2/3**碗）＝熟重**80**克（**1/2**碗）

鈣質為嫩豆腐的6倍

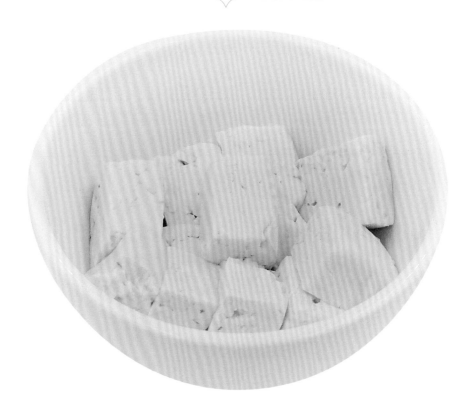

營養標示	
熱量	**70**大卡
醣類	**4.8**克
蛋白質	**6.8**克
脂肪	**2.7**克
膳食纖維	**0.5**克

你知道嗎

➡ 為高鈣豆製品，是良好的蛋白質與鈣質來源。購買豆製品時，最好選擇冷藏保存的較能保鮮，也可避免添加物（如：防腐劑）的使用。

➡ 開封後沒用完的豆腐，可切塊放在冷凍庫做成凍豆腐，要用時再取出退冰即可。

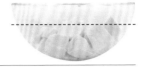

嫩豆腐

1P＝生重**140**克（半碗）＝熟重**140**克（**1/2**碗）

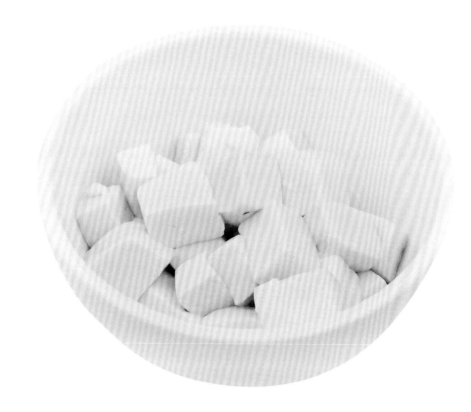

營養標示	
熱量	**71**大卡
醣類	**2.2**克
蛋白質	**6.9**克
脂肪	**4.2**克
膳食纖維	**1.1**克

你知道嗎

➡ 豆漿再加上葡萄糖酸內酯加熱，凝固後就是盒裝嫩豆腐，因凝固劑不同於板豆腐，故含鈣量僅為板豆腐的1/6。

五香豆干

1P = 生重 **35**克（**1/4**碗）
= 熟重 **35**克（**1/4**碗）

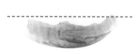

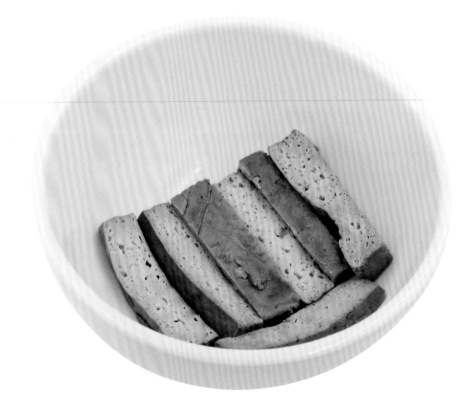

營養標示	
熱量	**66**大卡
醣類	**2.5**克
蛋白質	**6.8**克
脂肪	**3.4**克
膳食纖維	**0.8**克

你知道嗎

➡ 是豆腐經加壓、烘乾和上色而製得，因含水量較豆腐低，故營養密度比豆腐高，但上色過程多採用色素，建議最好選用白豆干。

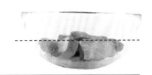

黃豆干

1P=生重**70**克（**2**片／**5**×**5**公分）

　　=熟重**63**克（**1/2**碗）

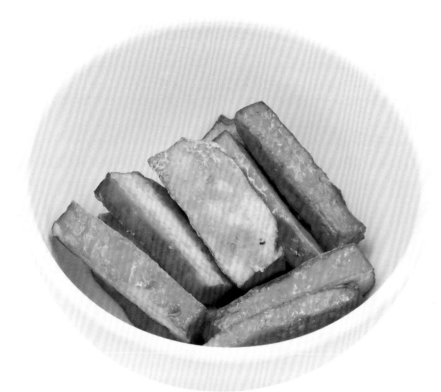

營養標示	
熱量	**75**大卡
醣類	**1.0**克
蛋白質	**6.8**克
脂肪	**4.9**克
膳食纖維	-

你知道嗎

➡ 選購豆製品時，儘量不要選擇顏色鮮豔者，因為可能使用色素來上色，故以白豆干為佳。

➡ 常見類似的還有大黑豆干，也可以依此計量。

素雞

1P ＝生重 **40**克（ **1/2**條）

＝熟重 **43**克（ **1/2**條）

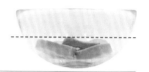

一條＝2P

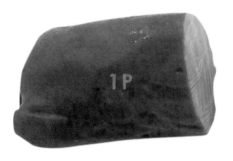

1P

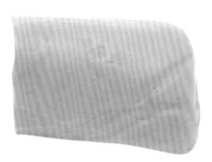

營養標示	
熱量	**67**大卡
醣類	**2.5**克
蛋白質	**6.8**克
脂肪	**3.4**克
膳食纖維	**0.8**克

? 你知道嗎

➡ 素雞也是黃豆製品，傳統作法是將一塊塊豆皮推疊，捲成圓棍狀，以繩子緊綑，經過蒸煮定型完成；另一種作法則是將豆腐以機器進行加壓、定型等而成。

百頁豆腐

1P＝生重**70**克（**1/2**碗）
　＝熟重**73**克（**1/2**碗）

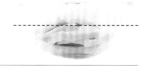

比香腸還油！

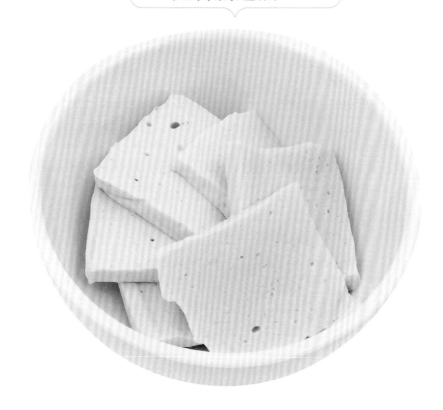

營養標示	
熱量	**137**大卡
醣類	**4.4**克
蛋白質	**9.4**克
脂肪	**9.2**克
膳食纖維	**0.3**克

? 你知道嗎

→ 別以為吃豆製品的熱量比較低，百頁豆腐的製程中加了很多沙拉油，含油量是板豆腐的4.4倍，是豆腐界熱量最高的！

→ 若要吃豆腐，最好選擇板豆腐，熱量比起百頁豆腐少了一半。

麵腸

1P = 生重**35** = 熟重**30**克（**1/3**條）

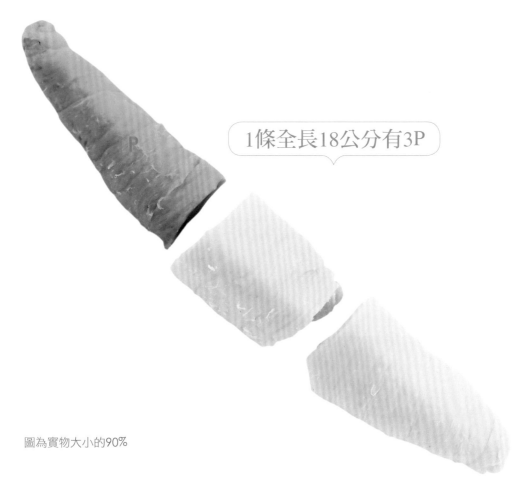

1條全長18公分有3P

圖為實物大小的90%

營養標示	
熱量	**48**大卡
醣類	**3.4**克
蛋白質	**7.2**克
脂肪	**0.7**克
膳食纖維	**0.2**克

你知道嗎

➡ 麵腸是由麵筋粉（或稱小麥蛋白）、高筋麵粉等加工製成，脂肪含量低，但常以炒或炸的方式烹調，會額外添加不少油，盡量選擇滷煮的方式較佳！

➡ 相較於豆製品，麵腸的蛋白質利用率較差。

麵輪

1P＝乾重**20**克（**2**塊）＝熟重**40**克（**2**塊）

隱藏油脂多！

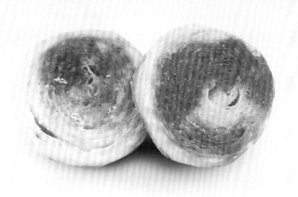

營養標示	
熱量	**117**大卡
醣類	**2.3**克
蛋白質	**8.6**克
脂肪	**8.1**克
膳食纖維	**0.2**克

? 你知道嗎

➡ 麵輪通常又稱豆輪，主原料是麵粉與大豆油，非豆製品。因是油炸製成，因此脂肪含量高，不可忽視。

➡ 其中的蛋白質來源是小麥麩質，如對小麥過敏者要避免食用。

一般魚類（肉魚）

1P ＝ 生重**35**克（半條魚／一條魚長**13**公分）
　　＝ 熟重**23**克（**1**湯匙）

 ×**2**

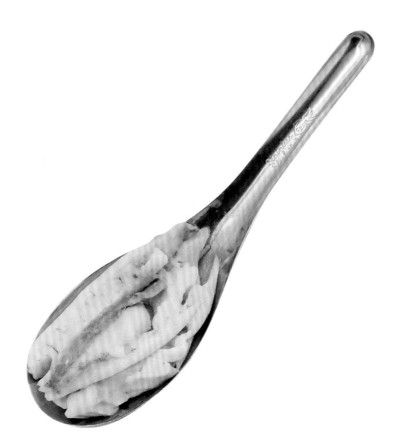

營養標示	
熱量	**54**大卡
醣類	-
蛋白質	**6.2**克
脂肪	**3**克
膳食纖維	-

你知道嗎

➡ 魚的脂肪含量低，熱量也低，是不錯的蛋白質來源，但鑒於海洋污染日益嚴重，大型魚所蓄積的重金屬等汙染物較高，因此，吃魚最好選購中小型的魚類為佳，減少鯊魚、旗魚、鮪魚、油魚等大型魚的攝取頻率！

鮭魚

1P = 生重**35**克

= 熟重**34**克（**1/4**碗或**1**湯匙）

 ×**2**

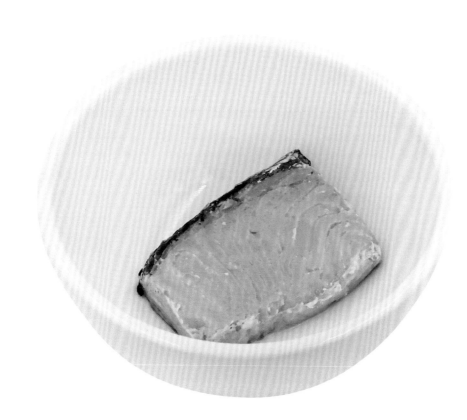

營養標示	
熱量	**55**大卡
醣類	-
蛋白質	**8.5**克
脂肪	**2.1**克
膳食纖維	-

你知道嗎

➡ 鮭魚富含EPA、DHA（屬omega-3不飽和脂肪酸），雖有助於「頭好壯壯」、降低心血管疾病風險，但相較於小型魚類，重金屬含量較多，建議一周不超過3/4碗，且最好跟秋刀魚、沙丁魚、鯖魚、鮪魚等其他深海魚輪流吃。

白鯧

1P = 生重 **40** 克
　 = 熟重 **30** 克（**1** 湯匙）

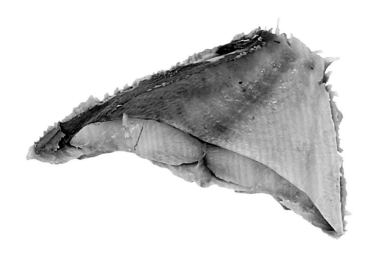

營養標示	
熱量	**46** 大卡
醣類	**0.1** 克
蛋白質	**7.1** 克
脂肪	**1.8** 克
膳食纖維	-

你知道嗎

白鯧又名「銀鯧」，屬海洋野生魚，無法人工養殖，使得白鯧面臨短缺，每逢年節就供不應求，價格飆漲，近年農委會漁業署鼓勵國人改食人工養殖的金鯧（黃鯧）來替代白鯧，兩者營養價值相似。

比目魚（鰈魚）

1P＝生重**50**克

＝熟重**40**克（**1/4**碗或**1**湯匙）

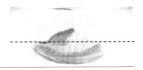

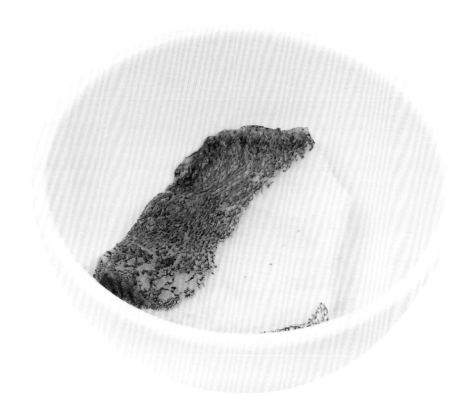

營養標示	
熱量	**67**大卡
醣類	**0.3**克
蛋白質	**4.6**克
脂肪	**5.2**克
膳食纖維	-

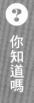

你知道嗎

➡ 比目魚、鱈魚大家常傻傻分不清楚，其實比目魚比鱈魚更早出現在市場，後因鱈魚量少價高，業者就將大比目魚取了個商品名「扁鱈」，肉質綿密但鬆軟，價格也便宜許多，坊間常以比目魚取代鱈魚。

秋刀魚

1P = 生重 **35**克
= 熟重 **33**克（**1/4**碗或**1**湯匙）

  ×**2**

> DHA、EPA含量是鮭魚的2倍

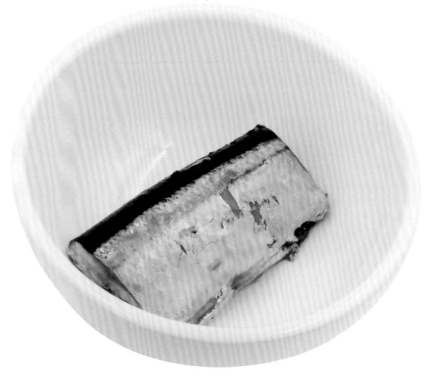

營養標示	
熱量	**110**大卡
醣類	-
蛋白質	**6.6**克
脂肪	**9.1**克
膳食纖維	-

你知道嗎

➡ 是最經濟實惠的深海魚，因以浮游生物為食，相較大型魚，重金屬及戴奧辛的汙染疑慮較低，想補充魚油的人可選購。

➡ 若怕魚腥味可淋些許新鮮檸檬汁去腥，增加風味。屬高脂肉類，含脂量較高，應注意份量。

白蝦

1P = 生重**60**克
= 熟重帶殼**57**克（或剝殼**35**克）= **3**隻

膽固醇是蛋黃的1/4

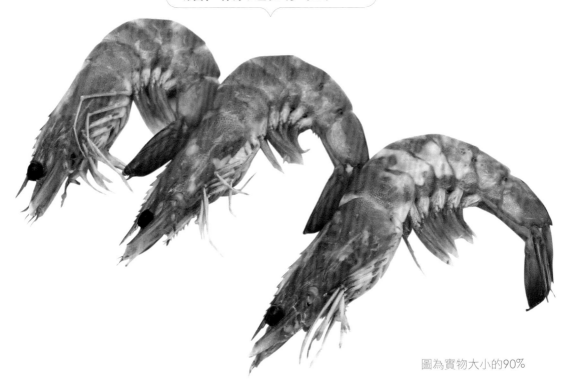

圖為實物大小的90%

營養標示	
熱量	**36**大卡
醣類	**0**克
蛋白質	**7.7**克
脂肪	**0.3**克
膳食纖維	-

你知道嗎

➡ 蝦子含豐富蛋白質（90%），且脂肪含量很低（10%），很適合減重族攝取。很多人都誤解海鮮是高膽固醇食物，其實一份（1P）蝦所含的膽固醇只有62毫克，相較於一顆蛋黃250毫克，著實低了很多，所以吃蝦並不會造成膽固醇過高的問題喔！

蝦仁

1P = 生重**50**克
　　 = 熟重**40**克（**2**湯匙或**15**隻）

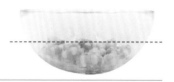

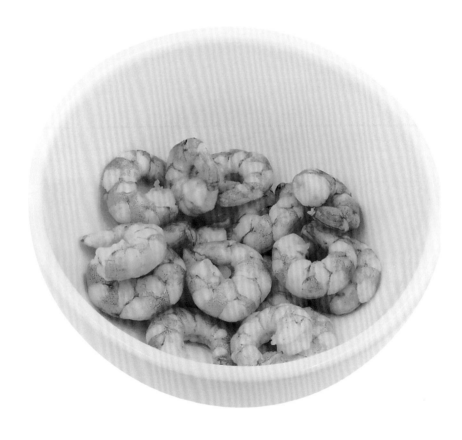

營養標示	
熱量	**22**大卡
醣類	**0.5**克
蛋白質	**4.9**克
脂肪	**0.1**克
膳食纖維	-

你知道嗎 ➡ 剝殼後的蝦仁不易保存，有些不肖業者會用磷酸鹽浸漬膨發，大量攝取嚴重會導致血管鈣化，購買時務必要慎選商家。

牡蠣

1P = 生重 **65** 克
= 熟重 **32** 克 (**2** 湯匙或 **10** 顆)

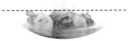

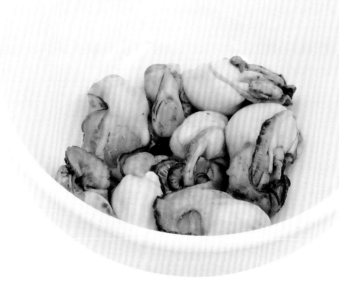

營養標示	
熱量	**35** 大卡
醣類	**2.7** 克
蛋白質	**6.1** 克
脂肪	**1.0** 克
膳食纖維	-

你知道嗎

➡ 很多人擔心吃海鮮,膽固醇會過高,不過1P牡蠣所含的膽固醇只有1顆蛋黃的1/3。且牡蠣富含碘,可維持甲狀腺的正常運作及調節腦神經的發育與成熟。此外,鋅含量豐富,有助免疫功能的維持或提升。

文蛤

去殼

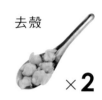

×2

1P ＝帶殼**2**碗（**370**克）（**30**顆）
　　＝熟重（去殼）**65**克＝**2**湯匙

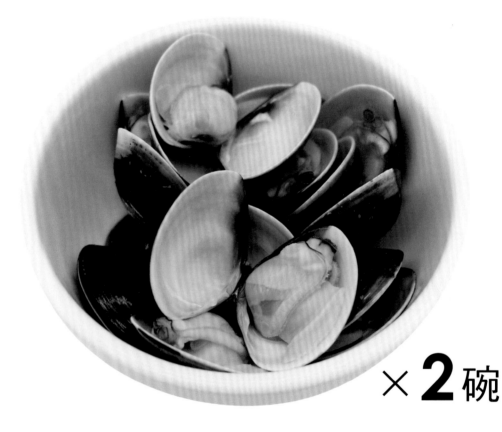

×2碗

營養標示	
熱量	**33**大卡
醣類	**2.4**克
蛋白質	**6.8**克
脂肪	**0.5**克
膳食纖維	-

你知道嗎

➡ 蛤蜊富含維生素B12，能維護神經系統的健康，促進紅血球再生，缺乏恐會惡性貧血，尤其是胃部手術後的患者，B12吸收率較差，可多攝取一些蛤蜊。

➡ 蛤蜊味道鮮美，是製作低油低鹽飲食絕佳的食材，調味料能少放，甚至不必調味。

小卷（熟）

1P = 生重 **35**克
= 熟重 **37**克（**3**隻）

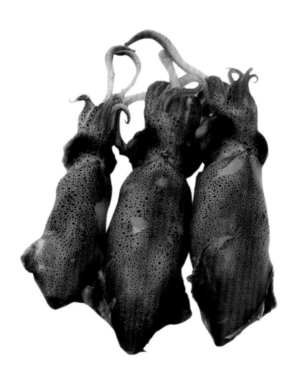

營養標示	
熱量	**25**大卡
醣類	**0.6**克
蛋白質	**5.6**克
脂肪	**0.1**克
膳食纖維	-

? 你知道嗎

含有牛磺酸（Taurine），可減少血管壁累積的膽固醇，有助於預防血管硬化，還可促進細胞攝取和利用葡萄糖，以降低血糖濃度。小卷於捕撈後為了延長保存期限，多數已經過醃漬，因此口感上比較重鹹，其含鈉量頗高，高血壓病友要限制攝取份量。

虱目魚丸（不包肉）

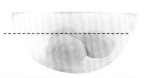

1P＝生重**55**克（**2/3**碗）＝熟重**57**克（**3**顆）

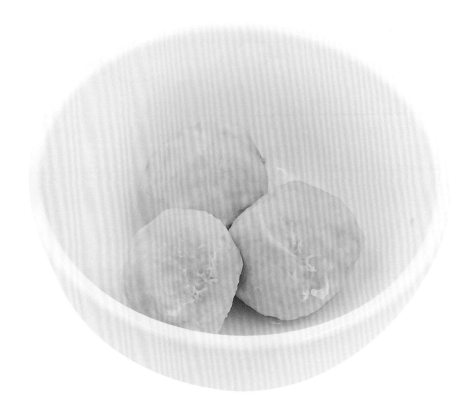

營養標示	
熱量	**113**大卡
醣類	**6.1**克
蛋白質	**7.5**克
脂肪	**6.6**克
膳食纖維	**0.8**克

你知道嗎

➜ 魚丸原始的製造過程是將新鮮魚肉攪打成魚漿，經調味、再捶甩塑形即可。但一般市售產品常添加了食用膠與其他添加物，以增加Q彈口感。

小魚干

1P＝生重**10**克（**4**湯匙）＝熟重**10**克（**1**湯匙）

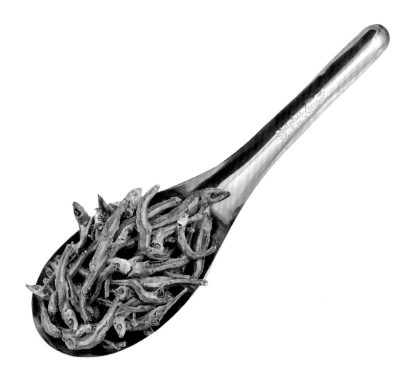

營養標示	
熱量	**34**大卡
醣類	-
蛋白質	**6.9**克
脂肪	**0.4**克
膳食纖維	-

？ 你知道嗎

➡ 一份小魚干所含的鈣質相當於喝1杯鮮奶，是不錯的鈣質來源。和含鈣量也高的豆干拌炒，可獲得更多的鈣質。

蝦米

1P＝生重**15**克（**3**湯匙）
　＝熟重**18**克（**1**湯匙）

 ×**2**

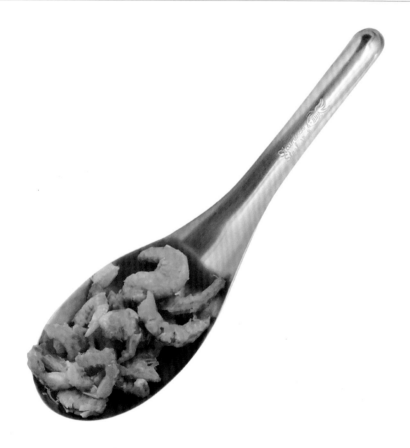

營養標示	
熱量	**40**大卡
醣類	-
蛋白質	**8.6**克
脂肪	**0.3**克
膳食纖維	-

你知道嗎

➡ 蝦米是中型蝦脫水，體型雖小，因帶殼所以鈣質含量不少，吃1P蝦米＝喝半杯鮮奶，但含鈉量也非常驚人，1P蝦米＝吃1克鹽巴（建議量為6克鹽／天）。

蝦皮

1P＝生重**20**克
＝熟重**34**克（**1/4**碗）

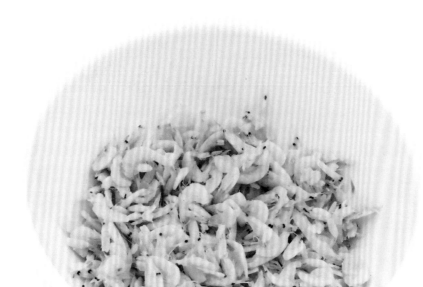

營養標示	
熱量	**31**大卡
醣類	**0.5**克
蛋白質	**6.7**克
脂肪	**0.3**克
膳食纖維	-

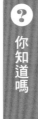

你知道嗎

➡ 蝦皮的鈉含量頗高，1P蝦皮＝2克鹽巴（建議量為6克鹽／天），若用蝦皮入菜時，鹽分則少放一點，甚或不放。

雞蛋

1P ＝ 生重 **55**克（**1**顆蛋）＝熟重 **60**克（**1**顆蛋）

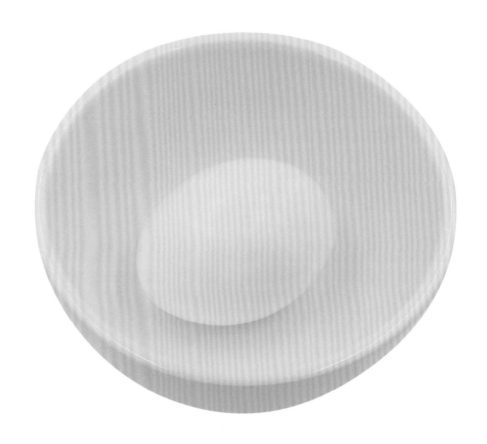

營養標示	
熱量	**74**大卡
醣類	**1.0**克
蛋白質	**6.9**克
脂肪	**4.8**克
膳食纖維	-

你知道嗎

➡ 雞蛋是銅板美食、經濟又營養，是營養密度數一數二的好食物，也是優質蛋白質來源，其中蛋黃含豐富的卵磷脂，可以減緩大腦退化，維持心血管及肝臟的健康。

炒蛋

1P＝生重**55**克＝熟重**55**克（**1/2**碗）

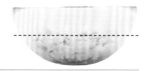

1P＋1O

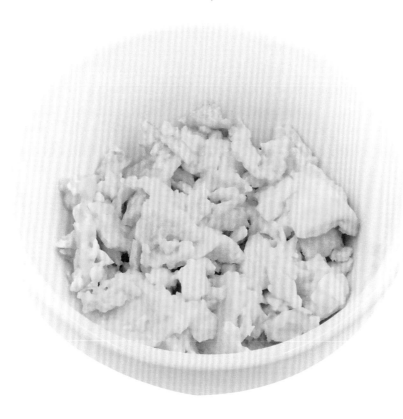

營養標示	
熱量	**119**大卡
醣類	**1.0**克
蛋白質	**6.9**克
脂肪	**9.8**克
膳食纖維	-

你知道嗎

➡ 炒蛋是餐桌上常見料理。一個蛋炒過可以吸5克（1茶匙）的油，因此相當可觀。計算上，半碗炒蛋＝1P＋1茶匙油（1O）。

雞蛋白

1P ＝生重**60**克（**2**湯匙）
　　＝熟重**60**克（**1.5**顆蛋的蛋白）

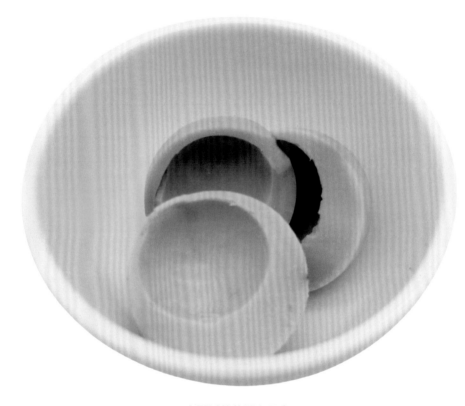

本圖以茶葉蛋白示意

營養標示	
熱量	**30**大卡
醣類	**0.3**克
蛋白質	**6.7**克
脂肪	**0.1**克
膳食纖維	-

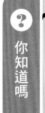

你知道嗎

➡ 想補充優質蛋白質，蛋白是個好選擇，幾乎不含脂肪，因此熱量很低，吃1.5顆蛋白等於1湯匙雞胸肉。

雞胸肉

1P ＝生重**30**克（**4**×**5**×**1**公分）
　　＝熟重**30**克（**1**湯匙／**6**×**2**×**2**公分）

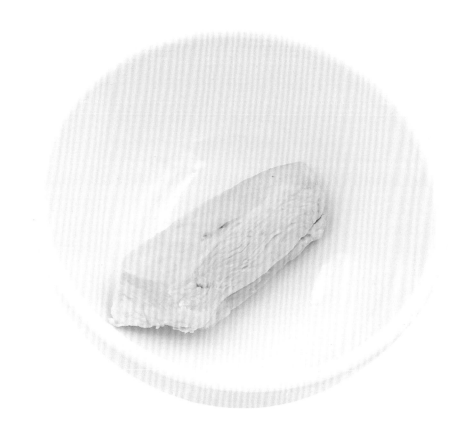

營養標示	
熱量	**35**大卡
醣類	**0.2**克
蛋白質	**7**克
脂肪	**0.6**克
膳食纖維	-

你知道嗎

➤ 去皮超低脂，是減重者的良好蛋白質來源，若要避免乾柴，可切或撕成絲，或先用蛋白、鹽及少許的水醃製，以手按摩雞胸肉1分鐘，靜置15分鐘後再煮。

雞翅

1P = 生重**40**克
　　= 熟重**38**克（約小棒腿**1**隻）

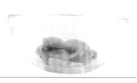

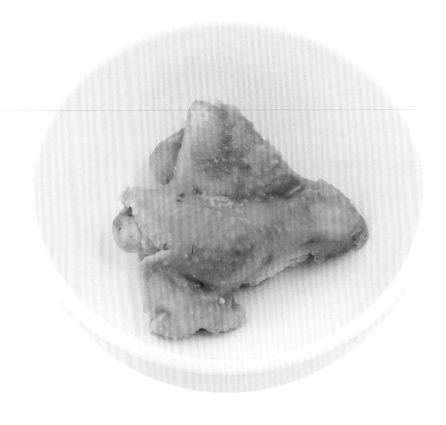

營養標示	
熱量	**84**大卡
醣類	**0.4**克
蛋白質	**7.1**克
脂肪	**5.9**克
膳食纖維	-

? 你知道嗎

➡ 屬於高脂肉類，附著滿滿雞皮的「雞翅」，雖富含蛋白質，但脂肪相較其他部位高，建議去皮後再吃。

➡ 一支小雞腿（去皮）正好1P，方便計量。

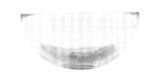

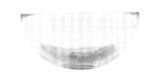

豬大里肌

1P＝生重**35**克（**1/3**碗／**5×4×1**公分）
　　＝熟重**30**克（**1**湯匙／**5.5×4.5×0.6**公分）

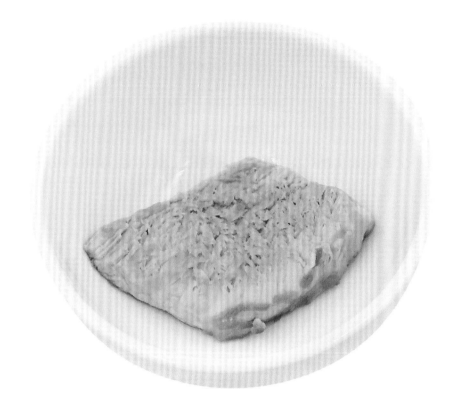

營養標示	
熱量	**74**大卡
醣類	-
蛋白質	**6.7**克
脂肪	**5.0**克
膳食纖維	-

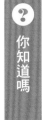
你知道嗎

➡ 豬肉屬於紅肉，健康風險較高，但也還有鐵質等營養成份。建議最好隔天吃，且限量3P，可達到營養均衡的效果，也降低風險。

豬肩胛肉片

1P = 生重**35**克（火鍋肉片**2**片）
= 熟重**29**克（**1**湯匙或**1/4**碗）

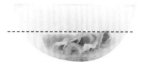

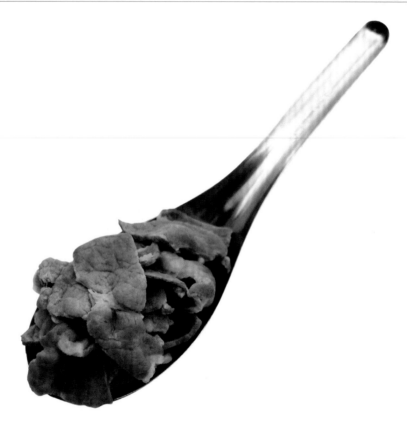

營養標示	
熱量	**72**大卡
醣類	-
蛋白質	**6.6**克
脂肪	**4.9**克
膳食纖維	-

？ 你知道嗎

➡ 吃火鍋常見的梅花肉片，油脂分布差異大，有些取此部位。但如果白色油脂部分佔1/2或超過，則屬高脂肉類。

豬肉鬆

1P ＝ **20**克 ＝ **3**湯匙

 ×**5**

含糖！

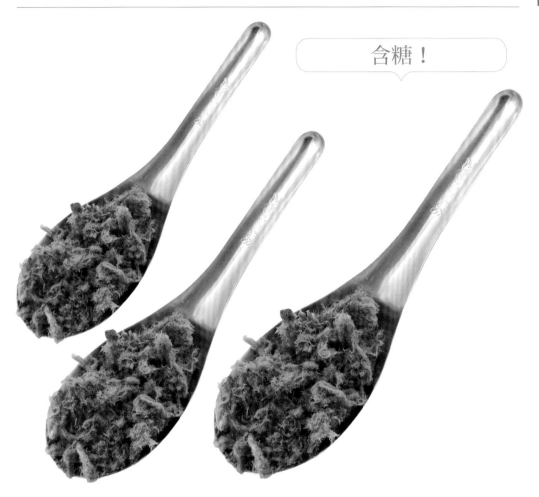

營養標示	
熱量	**103**大卡
醣類	**6.3**克
蛋白質	**6.6**克
脂肪	**5.7**克
膳食纖維	-

你知道嗎

➡ 屬於高脂肉類，在製造過程會加油、糖及鹽拌炒，所含熱量及鈉量不少，吃4湯匙肉鬆＝吃1克鹽巴，高血壓患者切勿食用過多。肉鬆製作過程需高溫長時間翻炒，營養價值破壞嚴重，健康風險也大。

香腸

1P＝生重**40**克（**1/4**碗）＝熟重**50**克（**1**條，約**5**片）

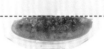

一級致癌物

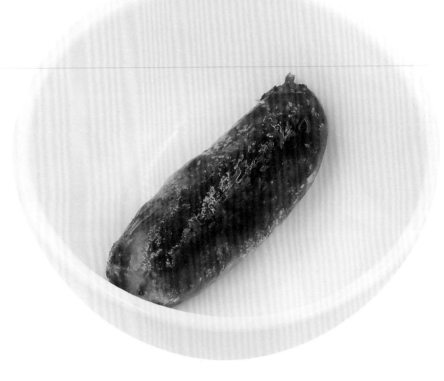

營養標示	
熱量	**142**大卡
醣類	**4.9**克
蛋白質	**6.8**克
脂肪	**10.5**克
膳食纖維	-

你知道嗎 ➡ 易產生亞硝胺致癌物，少吃為妙！逢年過節若真的免不了，至少先吃維生素C較高的水果（例如芭樂），以減少亞硝胺的產生。

熱狗

1P = 生重**50**克（半碗）= 熟重**50**克（**2.5**條）

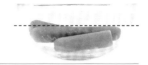

一級致癌物

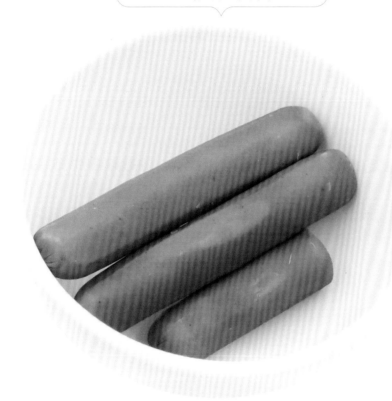

營養標示	
熱量	**129**大卡
醣類	**5.1**克
蛋白質	**6.7**克
脂肪	**9.1**克
膳食纖維	-

你知道嗎

➡ 也是添加亞硝酸鹽的加工肉品，又是紅肉，應盡可能降低攝取頻率。

➡ Discovery頻道曾公布熱狗製程，其原料可能為雞豬牛多種部位的肉渣打碎調味塑形而成，存有食安風險，不可不慎。

Chapter 7

食物中的秘密

蔬菜類

V

V 蔬菜類

本章將幫助你更深入的認識聽起來很普通的蔬菜類，裡面蘊藏哪些豐富的寶藏。一起來愛上蔬菜吧！

正名

蔬菜類。英語系國家稱Vegetables，因此代號訂為V。

家族成員

- **小葉菜類**：空心菜、青江菜、菠菜、萵苣、芹菜等。
- **包葉菜類**：高麗菜、包心白菜、結球萵苣、紫高麗等。
- **根菜類**：白蘿蔔、胡蘿蔔、甜菜根等。
- **莖菜類**：竹筍、薑、大蒜、洋蔥等。
- **花菜類**：青或白花椰菜、韭菜花、金針等。
- **果瓜類**：番茄、茄子、小黃瓜、大黃瓜、苦瓜、絲瓜、冬瓜等。
- **菇菌類**：洋菇、香菇、木耳等。
- **芽菜類**：青花椰苗、紫高麗苗、綠豆芽、黃豆芽、蘆筍等。
- **種子與豆莢類**：四季豆、菜豆、豌豆夾等。
- **海藻類**：昆布、海帶芽、紫菜等。

營養含量與特性

每份蔬菜大致的營養含量（一份＝**1V**）如下：

蛋白質（克）	脂肪（克）	醣類（克）	熱量（大卡）
1	0	5	25

一份＝1 V ？

一份蔬菜

1V ⮕
=熟菜約**1/2**碗

=生菜約**1**碗

　　各種蔬菜每份重量與體積仍有不同，可參見本章圖鑑的說明與圖示。若是菜乾類（例如：高麗菜乾、筍乾、乾香菇、各種乾的菇類）則以泡水還原後的體積計算。此外，料理上常會出現的百合鱗片，因為醣分與熱量高，歸在全穀雜糧類，紅棗枸杞歸水果類。

一天吃多少蔬菜最好？

　　天天五蔬果，也就是每天3V，這樣的量只達到基本，但以抗癌防癌的角度，最好一天吃到的熟菜份量如下：

	女生	男生	幼兒	兒童
一天熟菜份量	2碗 （4V）	3碗 （6V）	1碗 （2V）	1.5～2碗 （3～4V）

　　顏色種類越多越好，吃到七彩（紅、橙、黃、綠、紫、黑、白），則各類植化素幾乎都包辦了！

　　『2018的最新防癌10要』也強調多吃各種顏色蔬菜，有助於維持身體內細胞運作的正常化，減少發炎反應，進而營造體內良好的環境，減少細胞變異的機會，甚至可以啟動偉大美好的自我修復基因工程。

另外，2016《美國國家科學院》的研究報告也提出強有力的證據，說明蔬食（素食和純素食）極有利於人體的健康和環境，不僅可以減少全球死亡率，更可望減低高達70％食物所排放的溫室氣體。更減省極其可觀的醫療費用與社會成本。哇，太厲害了，**只要大家多吃菜，「全球增溫不超過2度C」將成為可實現的夢想！**

牛蒡是蔬菜嗎？

吃起來粗粗的牛蒡可以視為蔬菜，但熱量與醣類較高，100克的牛蒡絲（約1碗）相當於半碗稀飯（＝1C），因此如果把**牛蒡當蔬菜1V＝半碗（50克）**，這樣熱量營養剛剛好。牛蒡的纖維豐富，含多酚類植化素，有利免疫功能的鋅也較高，且有獨特的香味，再加上香菇與昆布常是素食高湯的最佳食材，很適合加在減重者的蔬菜鍋裡，美味又有飽足感。

菜越粗、纖維含量越高嗎？

膳食纖維分為水溶性與非水溶性，非水溶性口感較粗糙，水溶性纖維則會吸附水分膨脹變黏稠，這兩種對身體都很好。水溶性纖維含量高的蔬菜包括：木耳、菇類、胡蘿蔔、芽菜……等，其總纖維含量比粗筍更高，因此**判斷纖維高低並非用口感粗細決定**。

其他纖維含量高的蔬菜還包括：地瓜葉、蒜苗、九層塔、白鳳菜、香椿、紅莧菜、紫蘇、青花菜、苦瓜（尤其山苦瓜）、甜椒、青椒、糯米椒、秋葵等，都是高纖食物很好的選擇。

哪些蔬菜蛋白質含量高？

蛋白質含量較高的蔬菜類包括：菇類、芽菜類（黃豆芽、綠豆芽、紫高麗苗、青花椰苗、苜蓿芽……）、油菜花、紅莧菜、青江菜、地瓜葉、荷蘭豆、小芹菜等。對於素食者，多吃有助補充蛋白質，是個優點。但對於腎臟功能不全者，則要限量供應或少吃。

冠軍菜是誰？

沒錯，就是全方位的**地瓜葉**。它的蛋白質、纖維、鈣、鐵、維生素A（主要是 β-胡蘿蔔素）、維生素 E 等的含量比其他蔬菜都高些，更有多種植化素。由於地瓜葉的生命力旺盛，農藥化肥用量少，相對安全性也提高。

蔬菜是不是多多益善？

植物性食物來源中，全穀類與水果都需掌控份量，以避免熱量和糖分太高。唯獨蔬菜無此顧慮，對於需要減重者再好不過了，可以準備美味低油的中、西式蔬菜湯，享受吃飽飽減肥的樂趣。但對於需要增重或病中病後復原階段，此時對營養需求高，過多的蔬菜會佔據太多的胃容量，導致 C 全穀類與 P 豆魚蛋肉類攝取不足，茲事體大。尤其**在治療階段常出現食欲不振、胃口不好**，此時**食物的優先順序需要以 C ＋ P 優先。太多的蔬菜會因為過多纖維，阻擋營養素在腸道的接觸而妨礙吸收**，反而不利健康。

什麼菜鈣多？

飲食中足夠的鈣質對於保骨本與血壓的穩定相當重要。**蔬菜也是鈣質的重要來源**，鈣含量高的蔬菜比比皆是。這依鈣含量由高到低，如：香椿、紫蘇、山東大蔥、石蓮花、紅莧菜、山芹菜、九層塔、芥蘭菜、黑豆芽、海帶茸、白莧菜等。取數片香椿葉切碎炒蛋，可以補充一杯牛奶的鈣量，並記得**多吃紅或白莧菜、山芹菜、芥蘭菜等，加上充足的運動可以防骨質疏鬆喔**！

蔬菜鉀高，腎臟病怎麼辦？

鉀有助於血壓控制、防止心臟衰竭惡化，對身體相當有利，因此可以多吃蔬菜獲得豐富的鉀。但是鉀90%靠腎臟排泄，如果腎功能不良就會構成問題。在初期腎功能不良者，還不需要嚴格限制，但到三、四期可就需要小心限量了，飲食中是否限鉀，應依血液檢查與醫囑決定。如需限鉀，料理蔬菜時，盡量切小段先汆燙，讓鉀溶在水裡，倒掉水再拌炒即可。全穀與果皮含鉀高，也需要犧牲了，因為高血鉀對身體傷害極大。

算算看！

善用本章圖鑑，精準了解每日可吃的份量。

Step 1

勾選一天應該要吃到的蔬菜量：

□4V，□ 5V，□6V，□＿＿V（自填）

計畫各餐分配：

早＿＿＿V，午＿＿＿V，晚＿＿＿V，點心＿＿＿V。

範例

美均的一日總量 4V。

生活習慣：早上趕上班，早餐吃得少，下午喝咖啡提神配點心。

⇨ 早餐 0V，午餐 2V，下午茶 0V，晚餐 2V。

Step 2

A 午餐點菜或便當，確認是否有一碗煮熟的菜量。

選擇顏色種類越多越好（至少3～4種）。

B 確認中午蔬菜量，決定晚餐該吃多少，補齊份量

⇨ 完成！

*可參考本章圖鑑，還有許多營養資訊哦！

美均的一日飲食規劃

		美均一天要4V，怎麼吃？
餐次分配		自各餐範例三選一
早餐	0〜1V	A 1個三明治（含2片小黃瓜+1片番茄）**0.2V**
		B 高麗菜水煎包 **0.2V**
		C 雜糧饅頭配豆漿 **0V**
午餐	2V	A 五穀飯+紅燒豆腐（配料0.2V）+青椒雞丁（配料0.3V）+燙青菜 **1.5V**
		B 水餃10顆 **1.5V** +酸辣湯1碗 **0.5V**
		C 牛肉麵1碗 **0.1V** +燙青菜 **1.5V**
晚餐	2V	A 五穀飯七分滿+炒什錦蔬菜 **1.5V** +豆腐蒸鯛魚片（配料 0.5V）
		B 肉羹麵1碗 **0.4V** +燙青菜 **1.5V**
		C 地瓜稀飯+清蒸鱸魚（配料 0.5V）+炒什錦蔬菜 **1.5V**

重點

早餐沒吃蔬菜，則午晚餐各1〜1.5碗，如果午餐也不夠，晚餐補回來，一天
總量達標即可。

火鍋大PK來囉！

很多花七花八的菜喔！

有菜有肉，應該很棒！

1 號餐

2 號餐

低脂雞肉鍋

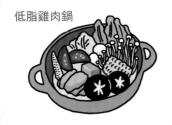

傳統火鍋

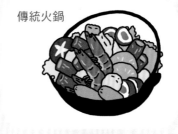

這鍋吃飽飽，
但不會脹很舒服！

各種餃類都有，
材料很多元！

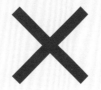

有大量各種顏色的蔬菜，再搭配一盤低脂雞肉片，油脂只在沾醬裡，可以自己調整油量，很棒，100分！火鍋是非常方便補充大量蔬菜與選擇低油的好方法，在家裡就可以簡單做，自己洗菜更放心，還可變換口味：咖哩鍋、味噌鍋、番茄鍋…等，尤其白天吃太多或不夠的份量，都可以透過這一鍋調整，可以多多嘗試。

鍋裡加了許多傳統的火鍋料，如：魚餃、蛋餃、丸子等，所含的食品添加物加總可能高達數十種，不可不慎。看不到的油脂很多，蔬菜量也不多，所以2號鍋不及格。

大番茄

1V = 生重**100**克（**2/3**碗）= 熟重**82**克（**1/2**碗）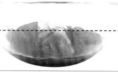

大番茄是蔬菜，小番茄是水果

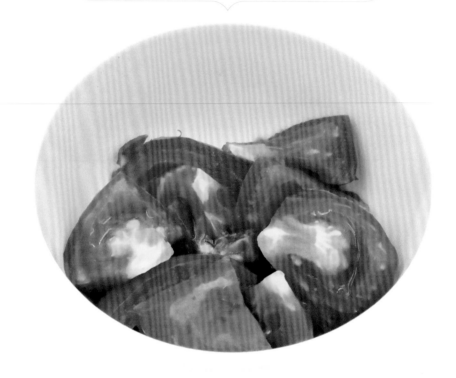

營養標示	
熱量	**17**大卡
醣類	**4.1**克
蛋白質	**0.8**克
脂肪	**0.1**克
膳食纖維	**1.0**克

? 你知道嗎

➡ 番茄富含茄紅素，是一種天然抗氧化劑，具有防癌功效，且茄紅素不怕熱，反而是要烹煮後，更容易吸收。

➡ 茄紅素屬脂溶性營養素，在油脂裡吸收更好，比起水煮，建議用少許油炒過，可大大提高吸收率！

胡蘿蔔

1V＝生重**100**克（**2/3**碗）＝熟重**99**克（1/2碗）

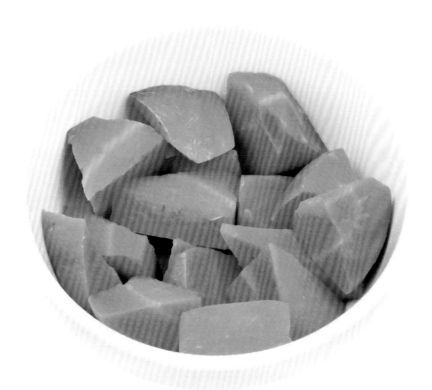

營養標示	
熱量	**34**大卡
醣類	**8.9**克
蛋白質	**1.1**克
脂肪	**0.1**克
膳食纖維	**2.6**克

你知道嗎

➡ 胡蘿蔔外皮含有豐富植化素，帶皮吃可以攝取到更多營養。

➡ 富含 β-胡蘿蔔素，進入身體後會轉換為維生素A，能保護眼睛，也是天然的抗氧化劑，有助清除自由基，提升免疫力。

玉米筍

1V = 生重 **100**克（**3/4**碗）

　　 = 熟重 **98**克（**3/4**碗）

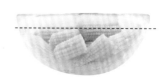

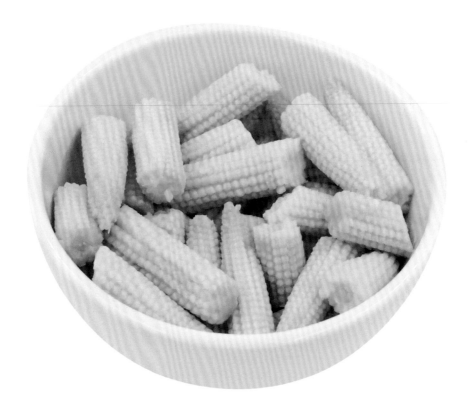

營養標示	
熱量	**26**大卡
醣類	**5.8**克
蛋白質	**2.2**克
脂肪	**0.3**克
膳食纖維	**2.6**克

? 你知道嗎

➡ 可買帶殼的玉米筍，除了較粗糙的外葉剝除，其玉米鬚可一起吃，它富含多醣及類黃酮，能加強抗氧化能力

➡ 抗腫瘤、延緩衰老、降血糖及抗凝血等多種功效。

花椰菜

1V ＝生重**100**克（**1**碗）
　　＝熟重**113**克（**3/4**碗）

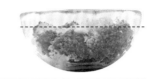

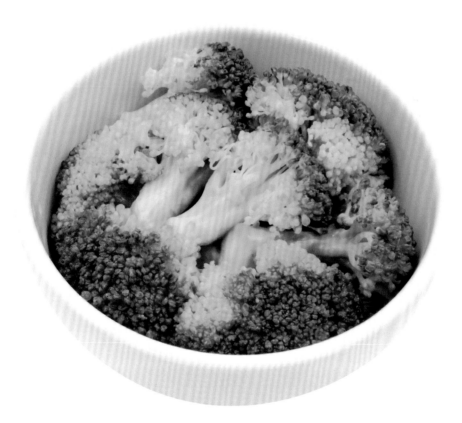

營養標示	
熱量	**19**大卡
醣類	**4.5**克
蛋白質	**1.8**克
脂肪	**0.1**克
膳食纖維	**2.0**克

？ 你知道嗎

➡ 花椰菜為十字花科蔬菜的一種，是抗癌聖品。

➡ 切好後，靜置4～5分鐘，並用低溫蒸熟，能保留最多營養素。花椰菜屬於易脹氣的食物，最好不要一次超過1碗。

甘藍（高麗菜）

1V＝生重**100**克（**1**碗）＝熟重**94**克（**1/2**碗）

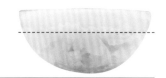

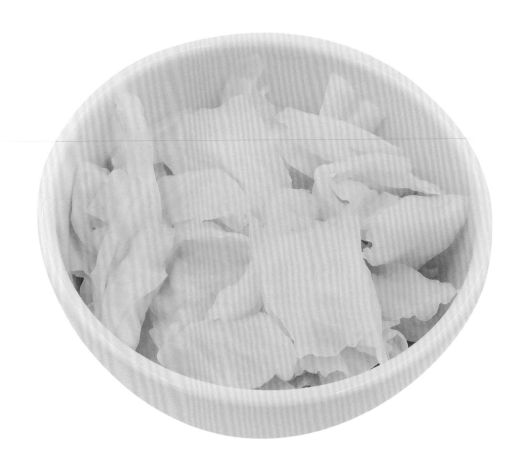

營養標示	
熱量	**21**大卡
醣類	**4.8**克
蛋白質	**1.3**克
脂肪	**0.1**克
膳食纖維	**1.1**克

? 你知道嗎

➤ 高麗菜也屬十字花科，是抗癌的好幫手。高麗菜買回來後可先放於室溫，有助部分農藥揮發，烹煮前將外層菜葉剝掉幾層，若要冰起來，亦先將外層剝除再用保鮮膜包覆後冷藏，烹煮前再切即可，以免切口氧化。

甘藍菜切絲（生）

1V ＝ 生重 **100**克（**2**碗）

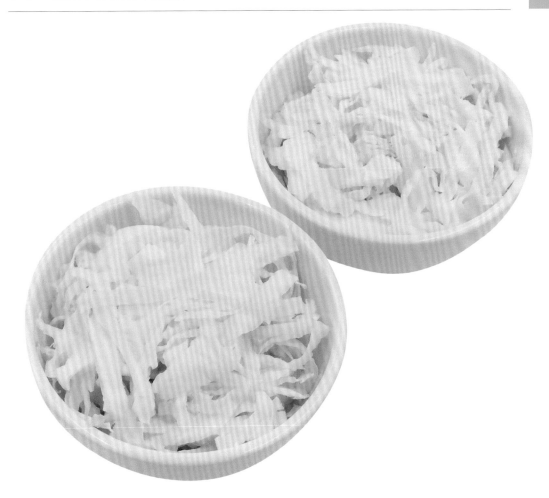

營養標示	
熱量	**21**大卡
醣類	**4.8**克
蛋白質	**1.3**克
脂肪	**0.1**克
膳食纖維	**1.1**克

你知道嗎

➡ 切成絲更蓬鬆，所以吃沙拉看似「大」份量，實則不然！

➡ 高麗菜絲常作為生菜沙拉的食材，要生吃就得留意前處理是否有做好，否則也可能有寄生蟲疑慮，恐引發腸胃不適。

青江菜

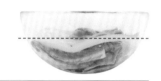

1V = 生重**100**克（**1**碗）
= 熟重**103**克（**1/2**碗）

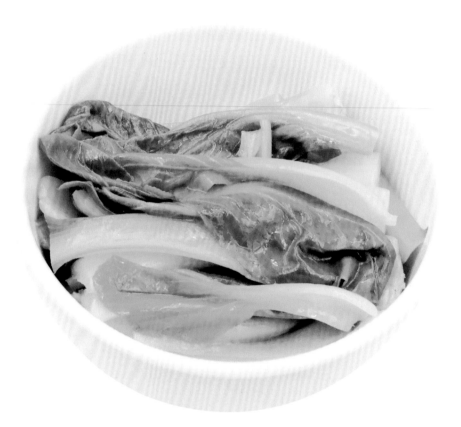

營養標示	
熱量	**12**大卡
醣類	**2.5**克
蛋白質	**1.5**克
脂肪	**0.1**克
膳食纖維	**1.3**克

？ 你知道嗎

➡ 青江菜含鈣量不錯，尤其是有機栽種的，是高麗菜的2.5倍以上；另外它還有硫化物，是抗氧化的好幫手。

甜椒

1V ＝生重**100**克（**3/4**碗）
　　＝熟重**96**克（**1/2**碗）

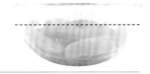

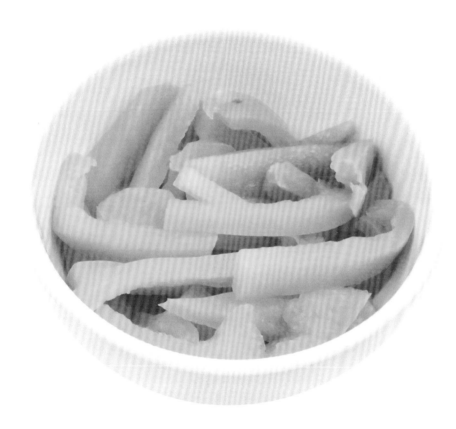

營養標示	
熱量	**24**卡
醣類	**5.9**克
蛋白質	**1.0**克
脂肪	**0.4**克
膳食纖維	**3.0**克

? 你知道嗎

➜ 甜椒有黃、有紅，其實他們與青椒是相同品種，只是成熟度的差異，越紅越熟，維生素A、C、E也越多。

白蘿蔔

1V ＝生重100克（3/4碗）＝熟重68克（1/2碗）

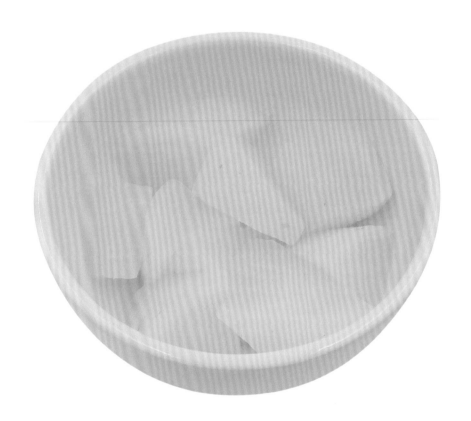

營養標示	
熱量	**16**大卡
醣類	**3.9**克
蛋白質	**0.5**克
脂肪	**0.1**克
膳食纖維	**1.1**克

你知道嗎

➡ 白蘿蔔也是十字花科蔬菜之一，富含硫化物，可預防胃癌、大腸癌等消化道癌症。

➡ 以中醫觀點來看，白蘿蔔性寒涼，但煮熟的蘿蔔性屬溫平，若體質虛寒者則建議煮熟再吃。

西洋芹

1V = 生重**100**克（**3/4**碗） = 熟重**96**克（**1/2**碗）

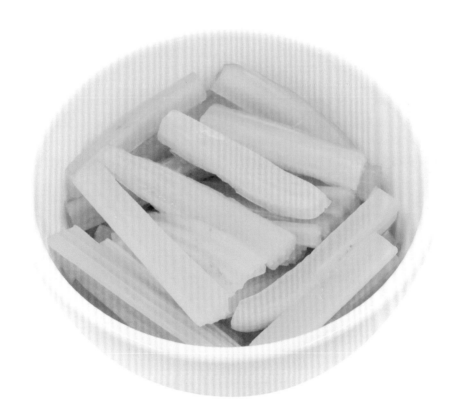

營養標示	
熱量	**8**大卡
醣類	**2.2**克
蛋白質	**0.4**克
脂肪	**0.2**克
膳食纖維	**1.6**克

? 你知道嗎

➡ 芹菜高鉀，是公認降血壓、顧血管的得力助手，就連常被丟棄的芹菜葉，營養價值也很好呢！整體來看，熱量又超低，很適合減重族多加選用。

四季豆

1V = 生重**100**克（**3/4**碗）= 熟重**91**克（**1/2**碗）

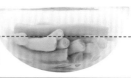

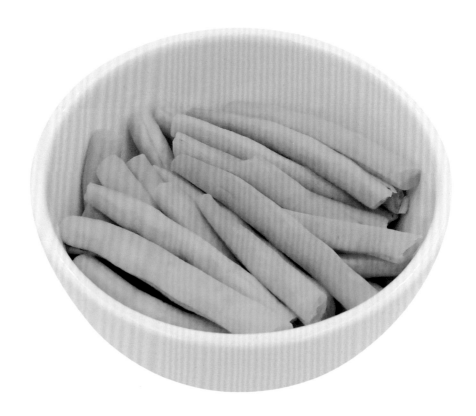

營養標示	
熱量	**26**大卡
醣類	**5.3**克
蛋白質	**1.7**克
脂肪	**0.2**克
膳食纖維	**2.0**克

? 你知道嗎

➡ 生四季豆含植物血凝素，若未煮熟可能引發食物中毒，造成噁心、嘔吐、腹瀉等不適，因此可先用滾水汆燙，或炒至熟透，以免發生食物中毒。

紅莧菜

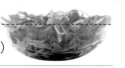

1V ＝生重**100**克（**1 1/2**碗）＝熟重**83**克（1/2碗）

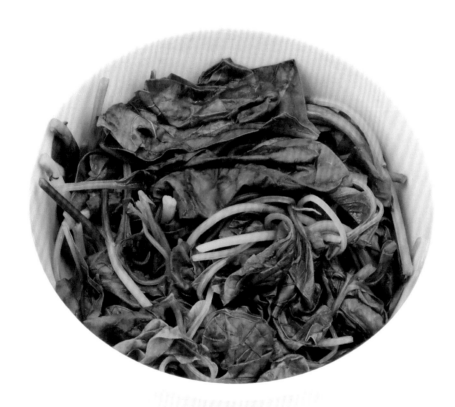

營養標示	
熱量	**15**大卡
醣類	**2.6**克
蛋白質	**2.9**克
脂肪	**0.2**克
膳食纖維	**2.7**克

? 你知道嗎

➡ 營養價值很高的蔬菜，鐵質是青江菜的11倍，維生素A是青江菜的8倍，含鈣量是青江菜的2倍。

紫高麗苗

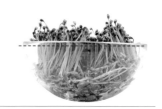

1V = 生重 **100**克 = **1**碗

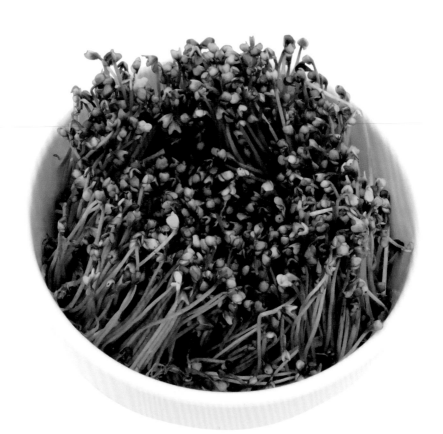

營養標示	
熱量	**27**大卡
醣類	**6.6**克
蛋白質	**0.2**克
脂肪	**0.7**克
膳食纖維	**2.9**克

? 你知道嗎

➡ 紫高麗苗是紫高麗菜的幼苗，含有豐富植化素，例如：吲哚、花青素等，能幫助肌膚對抗紫外線、減少黑色素囤積。

香菇

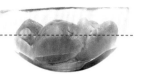

1V＝生重**100**克（**1**碗）＝熟重**101**克（1/2碗）

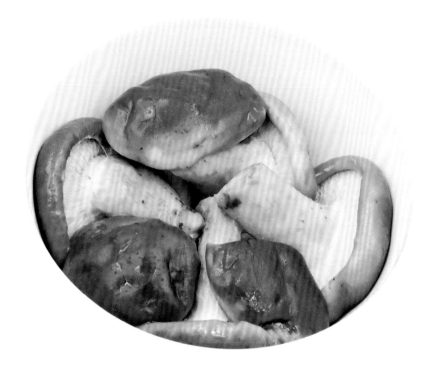

營養標示	
熱量	**31**大卡
醣類	**7.6**克
蛋白質	**3.0**克
脂肪	**0.1**克
膳食纖維	**3.8**克

? 你知道嗎

➡ 菇類所含的蛋白質量相較其他蔬菜高，但不及豆魚蛋肉類，所以不應寄望吃菇補蛋白質。選購陽光曝曬的乾香菇，可增加維生素D的攝取，幫助鈣質吸收。菇類含鉀高，需限鉀的腎臟病人，最好燙過再食用；另外，菇類普林含量偏高，急性痛風期要少吃。

秋葵

1 V = 生重 **100** 克（ **1** 碗）＝熟重 **98** 克（ **3/4** 碗）

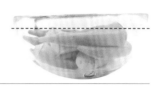

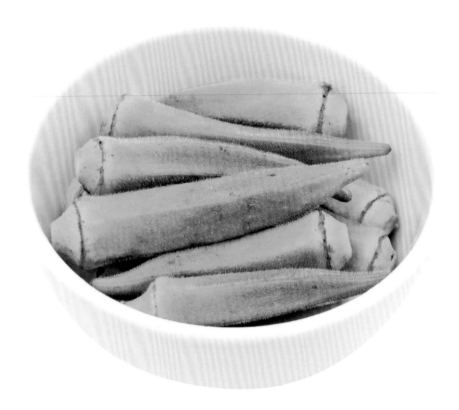

營養標示	
熱量	**28** 卡
醣類	**7.5** 克
蛋白質	**2.1** 克
脂肪	**0.1** 克
膳食纖維	**3.7** 克

你知道嗎

➡ 秋葵富含水溶性膳食纖維，有助於預防大腸癌、控制體重及血壓。含豐富的維生素A，有益於視力、皮膚及黏膜的健康、並抑制不正常細胞的生成。

➡ 秋葵的含鈣量不亞於牛奶，以1V的秋葵來說，相當於喝100cc的牛奶。

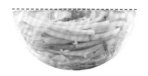
牛蒡

1V ＝生重**100**克（**1**碗）＝熟重**110**克（**1**碗）

超高纖、但含醣！

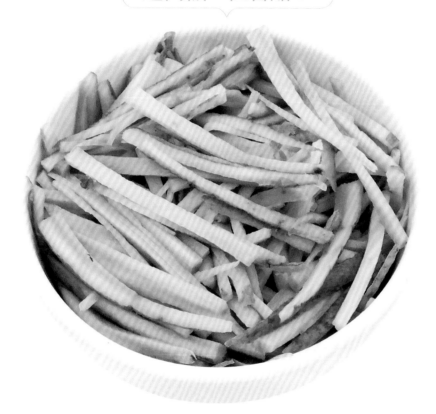

營養標示	
熱量	**75**大卡
醣類	**19.1**克
蛋白質	**2.5**克
脂肪	**0.4**克
膳食纖維	**5.1**克

？ 你知道嗎

➡ 牛蒡雖在分類上屬蔬菜，但所含的醣類卻是一般蔬菜的2～3倍，吃1份的牛蒡相當於是吃1C的醣份。因此牛蒡依營養成分1V，應該是50克（1/2碗）就好。

➡ 是很好的膳食纖維來源。

Chapter **8**

食物中的秘密

水果類

F

F 水果類

　本章將幫助你弄清各種水果的差別，善用GI/GL（升糖指數／升糖負荷），讓你聰明吃出好氣色！

　並透過圖示進階學會份量替換。

正名

水果類。英語系國家稱Fruits，因此代號訂為**F**。

家族成員

從植物學的角度分類，可分為：

- **漿果類**：鳳梨、香蕉、葡萄、草莓、桑椹、小番茄、蔓越莓、藍莓等。
- **仁果類**：梨子、蘋果、柿子、芭樂等。
- **柑果類**：橘子、柳丁、葡萄柚、檸檬、文旦等。
- **核果類**：桃子、李子、杏子、梅子、櫻桃、龍眼、荔枝等。
- **瓜果類**：木瓜、西瓜、香瓜、哈密瓜等。

營養含量與特性

每份水果大致的營養含量（一份＝**1F**）如下：

蛋白質（克）	脂肪（克）	醣類（克）	熱量（大卡）
0	0	15	60

一份＝1 F？

一份水果

1F → =一個拳頭大小或八分滿碗
=較甜的水果半碗

　　水果所含的醣分種類與甜度，會依品種與成熟度改變，但大多為分子很小的單醣或雙醣，例如：果糖、葡萄糖、蔗糖等。不同水果重量與體積會有些差別，可參見本章圖鑑的說明與圖示。其他如：果乾、罐頭水果、果汁等水果加工品，也歸此類。

吃水果需要限量嗎？

　　吃水果能幫助身體得到豐富的維生素，因為生食能吃下食物中完整的營養，避免因加熱而導致維生素Ｂ、Ｃ、Ｅ的損失（大約20%），不同的水果更含有各種不同的植化素，但是也附帶了許多糖分，如：葡萄糖、果糖、蔗糖等，**過多水果容易導致三酸甘油酯上升與脂肪肝，也會使糖尿病患者血糖控制不了。**

最佳攝取量

　　一般人：每天3Ｆ（三個拳頭大小）。

　　糖尿病／三酸甘油脂高者：每天2Ｆ（兩個拳頭大小），且分開吃。

水果越甜GI值越高嗎？糖尿病不能吃嗎？

GI值（Glycemic Index升糖指數）會因食物裡醣類的種類與含量，蛋白質、脂肪、纖維的多寡，甚至品種或烹調方法而改變。事實上，只看GI不夠，也要同時看GL（Glycemic Load升糖負荷）GL考量質與量，也就是同時考量升糖程度與總糖量）。

吃起來甜甜的香蕉（GI＝50～60*）其實升糖指數不是最高的，只要懂得控制攝取量，也就是一次只吃1F（香蕉長一點的一次吃半根），升糖負荷（GL）並不會太高。葡萄也很甜（GI＝50～60*），學會連皮帶籽一次只吃11顆（1F），不只可以吃到很多花青素、白藜蘆醇等植化素，GL也不會太多，就無須過度害怕了。西瓜GI就高了（GI＝80），吃半碗就好（0.5F），同時與其他低GI食物混著吃，可以減緩血糖上升，一樣可以享受西瓜的美味。

*資料來源：http://www.glycemicindex.com/foodSearch.php

澳洲雪梨大學，升糖指數基金會。

哪些水果維生素C含量豐富？

吃水果可以獲得豐富的維生素C，以相同1F水果所含維生素C的十大排行榜依序為：紅心芭樂（321mg）、芭樂（180mg）、草莓（110mg）、奇異果（95mg）、木瓜（87mg）、龍眼（86mg）、白柚／柚子（82mg）、甜橙（74mg）、檸檬（51mg）、桶柑／椪柑（45mg）。

其中紅心芭樂和木瓜不僅維生素C高，維生素A也最多。**每天的2～3F最好可以吃到1F以上維生素C高的水果**，就可以確保維生素C不缺。不過選擇水果還是應該著重於多樣性。

水果應該飯前吃還是飯後吃？

　　飯前空腹吃水果，有助於水果營養素的吸收。但是對於胃不好的人，容易因此刺激胃酸分泌增加，因而感到不舒服。糖尿病者空腹又吃高GI水果也不合適。至於飯後吃水果，肚子裡裝了食物，反而讓水果的酵素可以展現幫助消化的功能，因為酵素本身是蛋白質，在空腹時很容易遭受胃酸的破壞。飯後因有其他食物的存在，能增加酵素在胃裡面的存活時間。

　　當然用餐八分飽很重要，吃很飽再加上水果，腸胃負擔就重了。**吃水果建議可在飯後1～2小時，介於兩餐之間，並且一次吃1F就好**，除了可以讓腸胃負擔減輕，水果營養好吸收，也有助於水果酵素發揮作用。糖尿病者水果分散吃也有利血糖控制。

可以多吃水果來取代蔬菜嗎？

　　常說多吃蔬果有益健康，但蔬菜比較不好吃，水果甜甜較可口。可以蔬菜少吃一點、多吃水果來取代嗎？蔬菜水果各有優點，蔬菜的礦物質、纖維比水果多，糖分與熱量也低，而且蔬菜和水果所提供的維生素和礦物質其實種類是不相同的，彼此無法互換，因此**還是要蔬菜多一些，水果剛剛好即可。**

	蔬菜	水果
維生素	★★	★★★
礦物質	★★★	★
纖維	★★★	★★
植化素	★★★	★★★
醣類	5克（多醣）	15克（單醣二糖）
熱量	25大卡／份	60大卡／份

算算看！
善用本章圖鑑，精準了解每日可吃的份量。

Step 1

勾選一天最好吃到的水果量：

□2F，□ 3F，□___F（自填）

計畫各餐分配：

早_____F，午_____F，晚_____F，點心_____F。

範例

美均的一日總量 3F。

生活習慣：早上趕上班，早餐吃得少，下午喝咖啡提神配點心。

⇨ 早餐 1F，午餐 2V，下午茶 1F，晚餐 1F。

Step 2

上班族很容易忙碌中遺漏了水果。建議可於周末採買一週的水果量，並適當清洗。為自己準備一個喜歡的水果袋。每天出門帶著走，是為自己健康扎根的好方法。

如果白天吃不夠可以在晚餐補齊份量，這樣營養更充足 ⇨ 完成！

＊請盡可能分次攝取，不要集中在一餐，尤其糖尿病者。

＊可參考本章圖鑑決定水果該吃多少，還有許多營養資訊哦！

美均會利用周末的時間採買一週份量的水果。蘋果可以一次刷洗一週份，早上出門時帶著漂亮的水果袋。

早餐　　⇨ 1顆自備小蘋果。

下午茶 ⇨ 橘子1顆。

晚餐　　⇨ 準備一小盤綜合水果（約八分滿飯碗量）＝葡萄5顆＋小番茄＋奇異果。

一天總量**3F**即可達標。

水果蛋糕與切盤水果比一比！

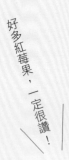
好多紅莓果，一定很讚！

有多種多色的水果，棒！

1 號餐

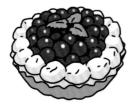

莓果塔

莓果份量多又營養，很讚！

雖然有很多莓果，但下面的奶油與高油麵皮相當可觀，如果吃了150克（約裝碗八分滿）的莓果塔，約350～450大卡，會比水果盤高出6倍熱量，而且多為油和糖。身上的小游泳圈就是這麼來的。

2 號餐

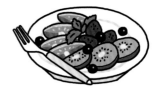

綜合水果切盤

這一盤可以吃到不同水果的營養！

裡面有很多種水果，可以提供不同的營養。為自己挑選一個漂亮的小盤與叉子，就可以浪漫的享受多種水果的滋味與植化素，同時也做好定量，是非常健康又愜意的好方法，水果種類還可隨季節經常更換。這一盤只有60大卡。

柳丁

1 F＝購買量**170**克（**3/4**碗）＝可食量**130**克（**1**顆）

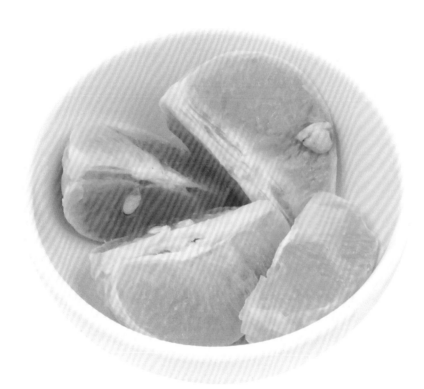

營養標示	
熱量	**56**大卡
醣類	**14.3**克
蛋白質	**1.0**克
脂肪	**0.1**克
膳食纖維	**2.7**克

? 你知道嗎

➡ 屬於柑橘類，維生素C含量豐富。

➡ 含有豐富的類黃酮，是很好的抗氧化成分，對抗癌、強化心血管功能有助益。

文旦

1F = 可食量**165**克 = 中型半顆（**3/4**碗）

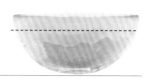

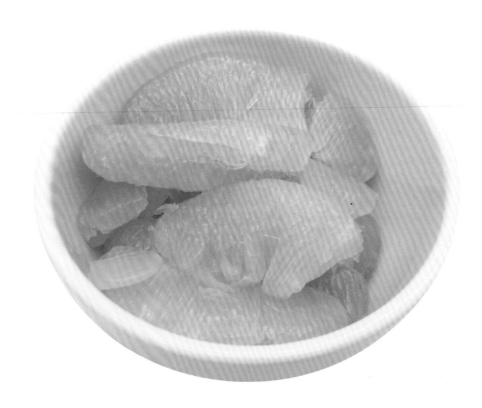

營養標示	
熱量	**51**大卡
醣類	**13.9**克
蛋白質	**1.2**克
脂肪	**0.2**克
膳食纖維	**2.1**克

你知道嗎

➜ 可能會與部分降血脂藥、降血壓藥、心律不整藥、移植後預防排斥的免疫抑制藥物、鎮靜安眠藥及某些癌症標靶藥物等產生交互作用，因柚子含喃香豆素Furanocoumarin，會抑制腸道內負責代謝藥物的酵素，使身體吸收比平常多的藥量而造成副作用。

蘋果

1F＝購買量**145**克（**1**碗）＝可食量**130**克（**3/4**碗）

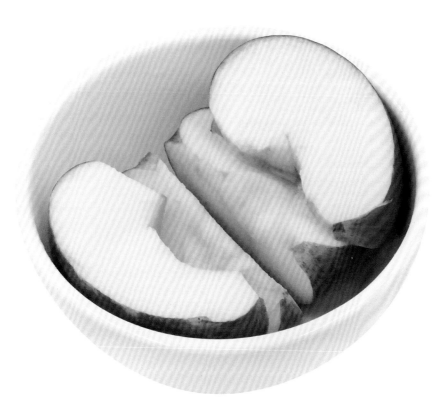

營養標示	
熱量	**55**大卡
醣類	**15.5**克
蛋白質	**0.3**克
脂肪	**0.1**克
膳食纖維	**2.2**克

你知道嗎

➡ 蘋果皮含有豐富的檞皮素，有助於提升肺活量，幫助你對抗空汙PH2.5，預防肺部疾病與肺腺癌。

➡ 蘋果依尺寸大小，份量標準也不同：1F＝小（一斤4個的1顆）＝中（一斤2個的1/2顆）＝大（一斤1個的1/4顆）。

哈密瓜

1F＝購買量**300**克（**1/4**顆）

＝可食量**150**克（**3/4**碗）

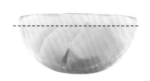

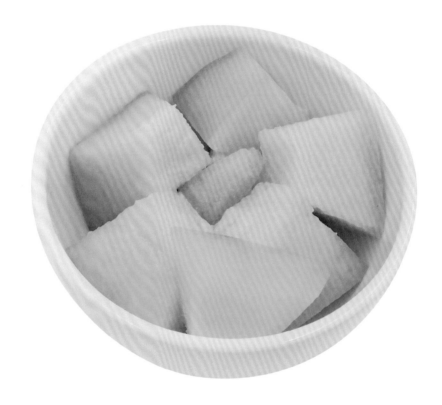

營養標示	
熱量	**57**大卡
醣類	**15.2**克
蛋白質	**1.1**克
脂肪	-
膳食纖維	**0.8**克

你知道嗎

➡ 哈密瓜雖然甜，但熱量在水果類中並不算太高，糖尿病友適量攝取（1份／天）沒問題。

木瓜

1F＝購買量**165**克（約**1**斤大的**1/3**個）
　　＝可食量**150**克（**3/4**碗）

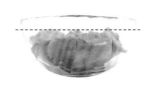

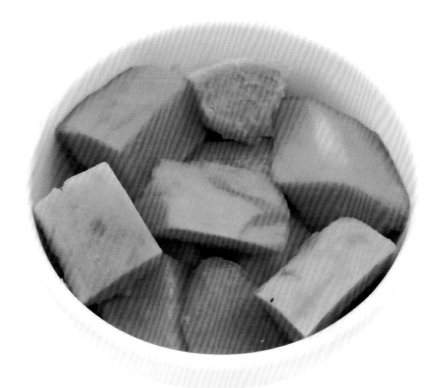

營養標示	
熱量	**54**大卡
醣類	**14.9**克
蛋白質	**0.9**克
脂肪	**0.2**克
膳食纖維	**2.1**克

你知道嗎

➡ 木瓜含凝乳酶，能幫助脂肪分解為分子較小的脂肪酸，讓油脂更易於吸收，另木瓜還有纖維蛋白酶，有助於蛋白質的消化，所以在吃一頓大餐後很適合補充1份木瓜。

西瓜

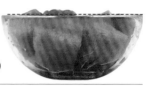

1F=購買量**320**克（**2**碗）＝可食量**180**克（**1**碗）

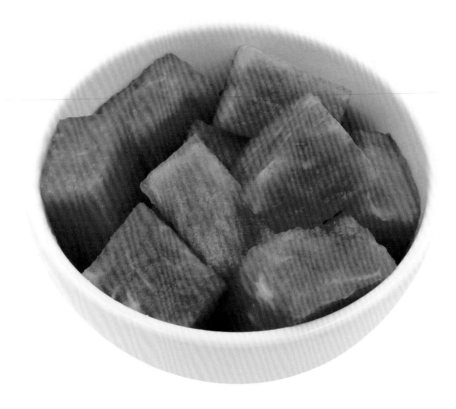

營養標示	
熱量	**58**大卡
醣類	**14.4**克
蛋白質	**1.4**克
脂肪	**0.2**克
膳食纖維	**0.5**克

? 你知道嗎

➡ 纖維相較其他水果少，且性寒，一次最好不要超過1碗。

➡ 紅西瓜的維生素A比黃西瓜多，能增加皮膚的抗菌力，加速受損肌膚修復，預防老化。

愛文芒果

1F＝購買量**225**克（半顆）＝可食量**150**克（**3/4**碗）

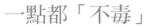

一點都「不毒」

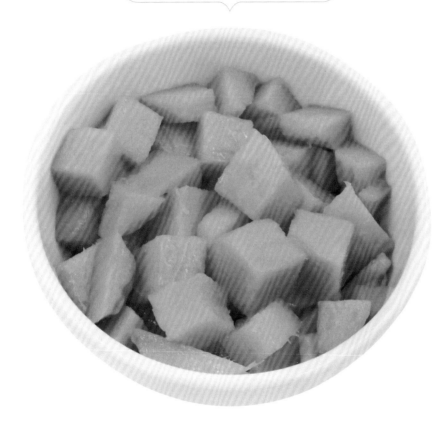

營養標示	
熱量	**62**大卡
醣類	**16.5**克
蛋白質	**0.6**克
脂肪	**0.3**克
膳食纖維	**1.4**克

你知道嗎

➡ 其實芒果高纖、維生素A、C、E含量也豐富，是不錯的夏季水果。

➡ 新鮮吃最好，曬成芒果乾不只營養流失，薄薄2-3片熱量就超過60大卡。

泰國芭樂

1F＝可食量**160**克（1碗）

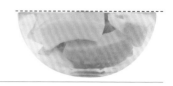

最平價的C王

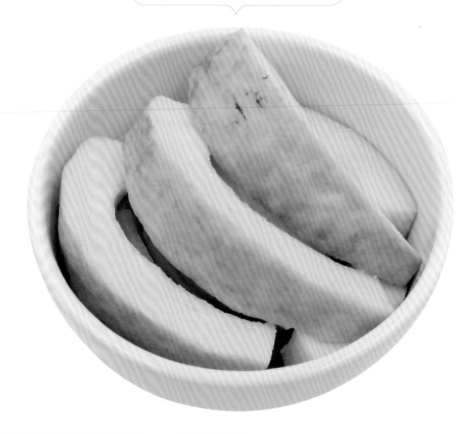

營養標示	
熱量	**54**大卡
醣類	**15.5**克
蛋白質	**1.3**克
脂肪	**0.2**克
膳食纖維	**4.8**克

?
你知道嗎

➡ 芭樂的維生素C含量很高，是水果中的第一名。

➡ 纖維含量也相當高，建議盛產期時天天吃。

玫瑰桃

1F＝購買量**150**克＝可食量**145**克（**1**碗）

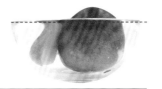

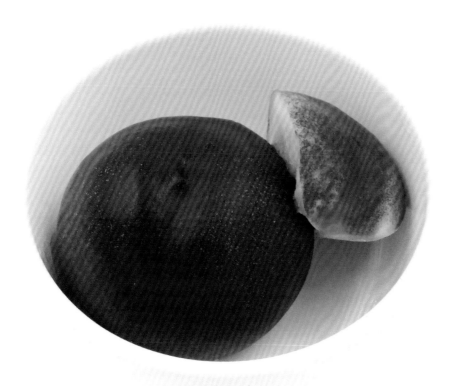

營養標示	
熱量	**70**大卡
醣類	**18.6**克
蛋白質	**1.7**克
脂肪	**0.1**克
膳食纖維	**2.5**克

你知道嗎

➡ 一顆就是一份水果，只要清洗乾淨就可連皮吃，對現代忙碌的上班族來說，是很不錯的懶人水果，很適合帶出門。

加州李

1F＝購買量125克（1顆）＝可食量120克（3/4碗）

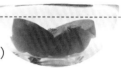

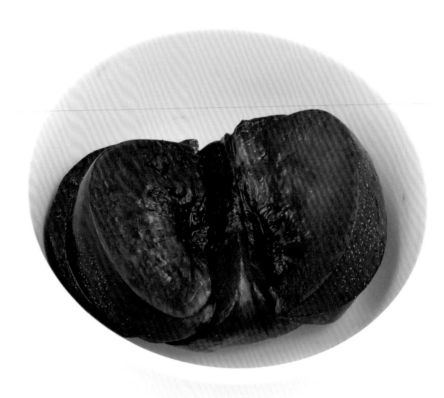

營養標示	
熱量	**50**大卡
醣類	**12.7**克
蛋白質	**0.4**克
脂肪	**0.7**克
膳食纖維	**2.0**克

？ 你知道嗎

➡ 無論台灣產或進口的李子，都含豐富的花青素，有助於消除體內的自由基，達到防癌抗老的效果。

➡ 紅肉李子的鐵質與花青素含量較高。

軟柿

1F＝購買量**105**克＝可食量**100**克（**1**顆）

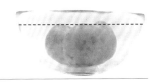

> 纖維是鳳梨的3倍

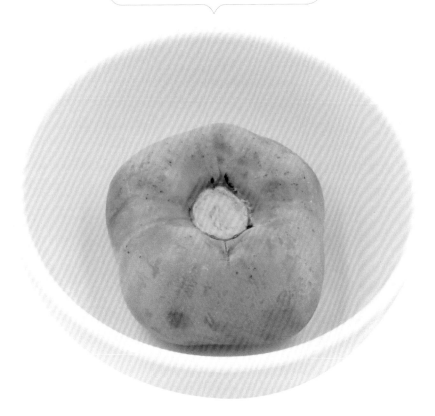

營養標示	
熱量	**59**大卡
醣類	**17.6**克
蛋白質	**0.5**克
脂肪	**0.1**克
膳食纖維	**4.4**克

? 你知道嗎

→ 吃起來軟軟的，以為纖維不高嗎？錯！它其實很高纖，維生素A含量也豐富。

→ 如果吃硬柿也大約相同量，但長者吃硬柿要淺嚐即止，避免不好消化。

→ 柿餅一個＝軟柿一顆，亦算為一份水果。

香蕉

1F＝購買量**95**克＝可食量**70**克（大半根）＝**1/2**碗

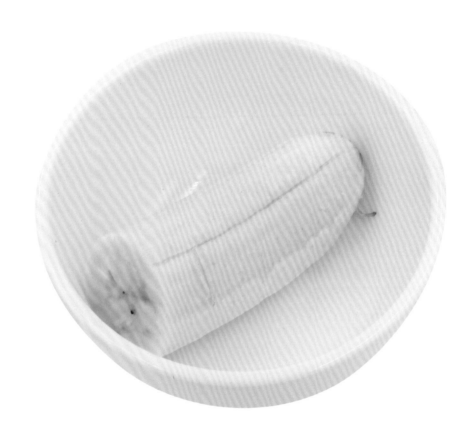

營養標示	
熱量	**57**大卡
醣類	**15.5**克
蛋白質	**1.1**克
脂肪	**0.1**克
膳食纖維	**1.1**克

？你知道嗎

➡ 屬高鉀水果，腎臟病人及其他需限鉀者請盡量選擇小型的，一次勿超過1根。

➡ 吃起來雖然甜，但由於富含果膠，因此升糖指數（約60）並不高。

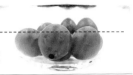

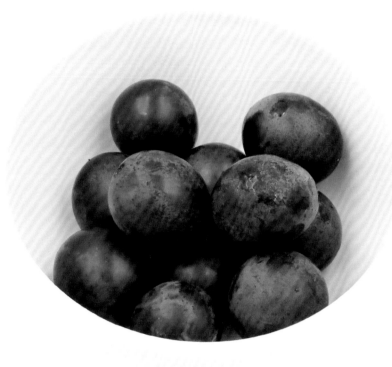

葡萄

1F＝購買量**105**克＝可食量**85**克（**11**顆）＝1/2碗

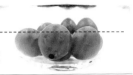

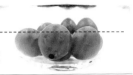

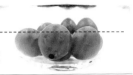

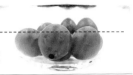

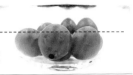

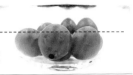

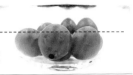

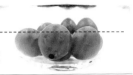

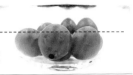

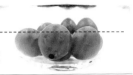

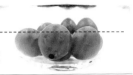

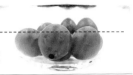

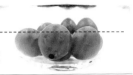

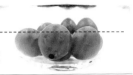

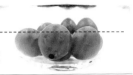

F

水果類

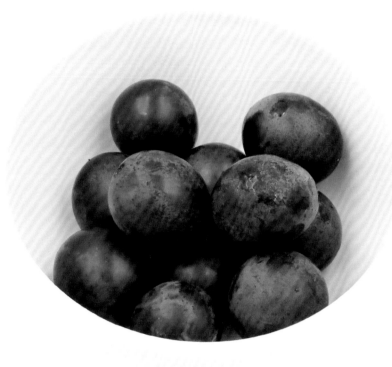

營養標示	
熱量	**66**大卡
醣類	**17.4**克
蛋白質	**0.5**克
脂肪	**0.3**克
膳食纖維	**0.2**克

你知道嗎

➡ 「吃葡萄，不吐葡萄皮」這句話不只是繞口令，葡萄皮含有大量的多酚類，而葡萄籽也含有豐富的原花青素，皆具有很強的抗氧化、去除自由基的能力，所以吃葡萄最好連皮帶籽吃。

荔枝

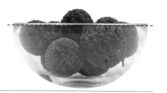

1F＝購買量**185**克＝可食量**100**克（**9**～**10**顆）

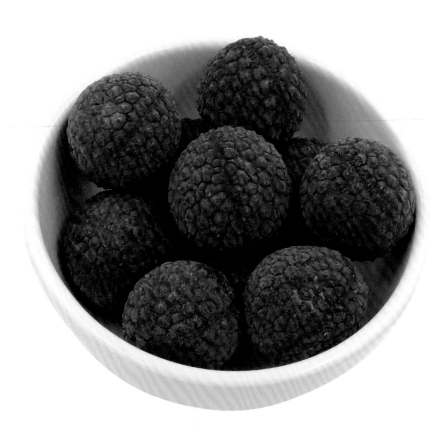

營養標示	
熱量	**84**大卡
醣類	**16.5**克
蛋白質	**1**克
脂肪	**0.2**克
膳食纖維	**0.8**克

你知道嗎

➡ 含豐富維生素C，和柳丁差不多。

➡ 所含的糖分以果糖和蔗糖為主，因此口感很甜，糖尿病人要留意攝取份量，一次不要超過10顆。

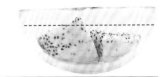

火龍果

1F＝可食量**110**克（**3/4**碗）

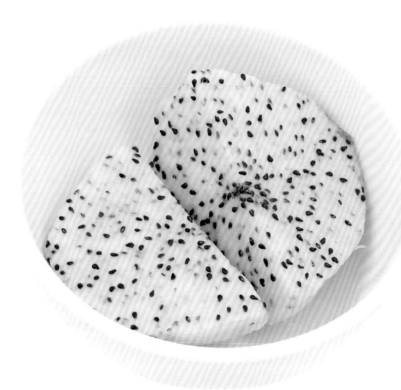

營養標示	
熱量	**55**大卡
醣類	**13.5**克
蛋白質	**1.2**克
脂肪	**0.2**克
膳食纖維	**1.4**克

? 你知道嗎

➡ 火龍果富含果膠，屬水溶性膳食纖維，再加上果肉裡有如芝麻般的籽，都具有促進腸胃蠕動、潤腸通便的效果。

➡ 紅色火龍果富含花青素，是很好的抗氧化成份。

奇異果（黃）

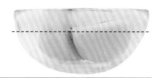

1F＝購買量**125**克＝可食量**105**克（**1**顆）

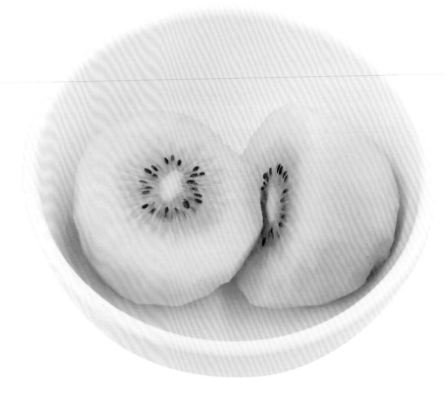

營養標示	
熱量	**60**大卡
醣類	**15.8**克
蛋白質	**0.8**克
脂肪	**0.3**克
膳食纖維	**1.5**克

？ 你知道嗎

➤ 奇異果維生素C含量豐富，雖然綠肉吃起來較酸，但其維生素C卻比黃肉略低喔！

➤ 由於營養密度高，美國聯邦食品藥物管理局將奇異果列為抗癌蔬果之一。有些人食用後會過敏。

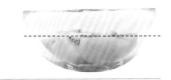

奇異果（綠）

1F＝購買量**125**克＝可食量**105**克（**1.5**顆）

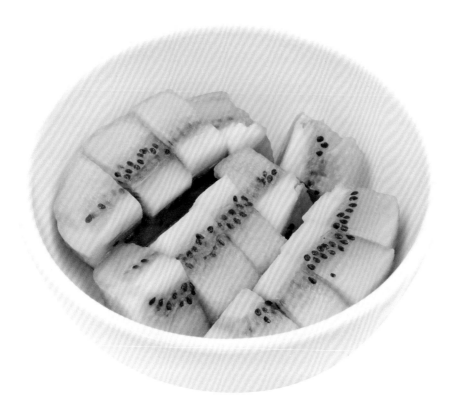

營養標示	
熱量	**55**大卡
醣類	**14.7**克
蛋白質	**1.2**克
脂肪	**0.3**克
膳食纖維	**2.8**克

？ 你知道嗎

→ 奇異酵素可幫助消化，綠肉的纖維是黃肉的2倍，有助預防便祕，是腸道好朋友。

→ 人體研究發現奇異果有降低血脂肪的功效。

→ 屬於較具過敏性的水果。

鳳梨

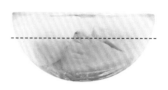

1F＝購買量**205**克（**1**顆**2**斤大的**1/6**顆）
　　＝可食量**110**克（**3/4**碗）

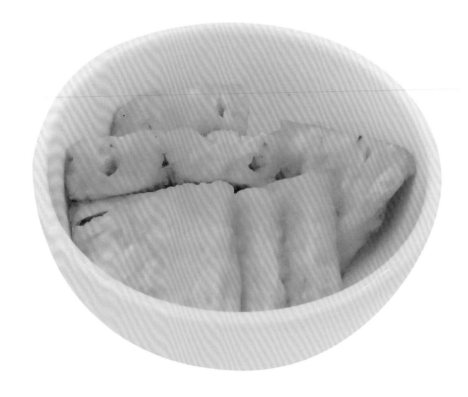

營養標示	
熱量	**58**大卡
醣類	**15.0**克
蛋白質	**0.8**克
脂肪	**0.1**克
膳食纖維	**1.2**克

？ 你知道嗎

➡ 鳳梨酵素能幫助豆、魚、蛋、肉等高蛋白食物分解，適合飯後食用可促進消化，有利減少腹脹、消化不良，尤其是胃炎或胃潰瘍者，盡量不要空腹吃鳳梨，以免過度刺激、加遽不適感。

百香果

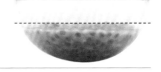

1F = 可食量**140**克 = **3/4**碗 = **4**顆

> 維生素A含量是木瓜的2.4倍

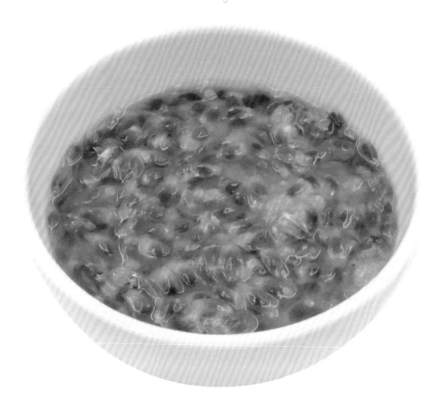

營養標示	
熱量	**81**大卡
醣類	**15.0**克
蛋白質	**3.1**克
脂肪	**3.4**克
膳食纖維	**7.4**克

? 你知道嗎

➤ 富含纖維質,可增加飽足感,搭配充足水分,還有助於排便順暢喔!

➤ 富含β-胡蘿蔔素與類黃酮,有很好的抗氧化及抗癌的效果。

聖女番茄

1F＝可食量**220**克（1碗）＝約**20**顆

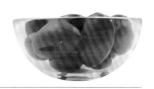

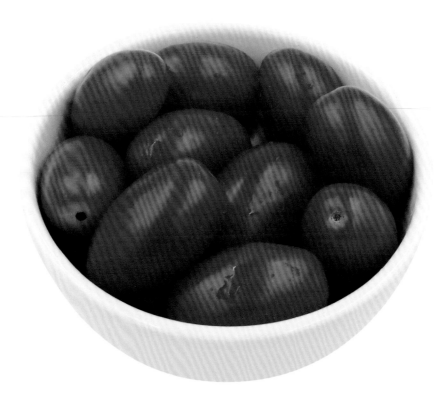

營養標示	
熱量	**70**卡大
醣類	**14.7**克
蛋白質	**2.4**克
脂肪	**1.5**克
膳食纖維	**3.3**克

？ 你知道嗎

➡ 番茄不論是生吃或煮熟，都可以獲得營養；但腎臟病人要注意，因番茄含鉀高，切勿大量食用，以免造成高血鉀影響心臟功能。

葡萄乾

1F＝**20**克（1湯匙）

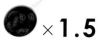 ×**1.5**

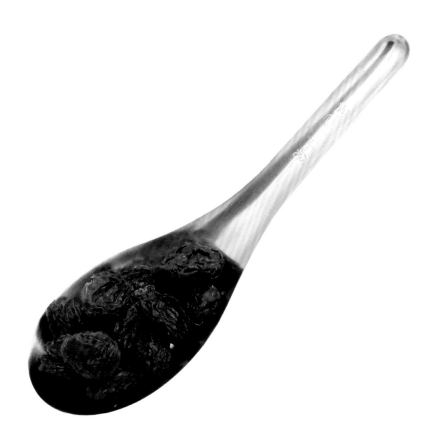

營養標示	
熱量	**66**大卡
醣類	**15.7**克
蛋白質	**0.6**克
脂肪	**0.3**克
膳食纖維	**1.2**克

❓ 你知道嗎

➡ 很多人想吃葡萄乾補血，但其實它的鐵質並不如預期；由於它是脫水的水果，所以份量上1湯匙就是1F，很容易不知不覺中吃過量。

➡ 糖尿病友要留意份量！

Chapter **9**

食物中的秘密
油脂與堅果類

O 油脂與堅果類

本章將幫助你認識常被忽視的油脂與堅果種子，並恰到好處地選擇堅果不爆量不增胖。

正名

油脂與堅果種子類，原名油脂類。英語系國家稱Oils，因此代號訂為O。

家族成員

油脂依外觀不同，可分為顯性油脂及隱性油脂兩類。

- **顯性油脂**：外觀看得到油亮亮，因此容易辨認，包括植物性的大豆油、葵花油、橄欖油、花生油、椰子油等，及動物性的豬油、牛油及雞油等。
- **隱性油脂**：外觀不易辨認，因此容易忽略而吃過量，如：芝麻、亞麻仁籽、核桃、花生（包括乾的花生米與水煮花生）、杏仁、開心果、瓜子等堅果與種籽及酪梨。

營養含量與特性

油脂與堅果種籽類含有豐富的脂肪，能提供熱量與必需脂肪酸，以及脂溶性維生素E。

每份油脂與堅果大致的營養含量（一份＝1O）如下：

蛋白質（克）	脂肪（克）	醣類（克）	熱量（大卡）
＋	5	0	45

一份＝１０？

一份油脂

10➡
=1茶匙油（各種烹調用油）
=約1湯匙（大匙）堅果或種子
=1湯匙較稀的油醋醬／2/3湯匙較稠的千島醬（凱薩醬）
=1/2湯匙美乃滋

如何恰到好處地攝取油脂類？

　　1公克的油有9大卡，相較於糖類與蛋白質每公克4大卡差距很大。當我們吃一碗炒青菜的同時，也附帶吃下了5～10公克的油，即1～2茶匙（＝1～2O。外食炒得油亮，約有2O，自己煮用油少也約有1O），熱量就會有90大卡，相當可觀。因此很多人改成燙、蒸、煮等無油的烹調方法，這麼吃有時也可能導致油脂不足。

　　最好攝取油脂的方法是，**每天吃一點堅果（1～3湯匙）取代部分的油**，因為堅果除了提供脂肪外，還富含維生素E、礦物質（如：增強免疫力的鋅等）、多種微量元素與植化素，營養密度相當高，而油只有脂肪，營養密度則相對低。因此，烹調用油不宜多，特別是油炸、油煎、油酥等，因 高溫烹調必定產生自由基，增加了身體的氧化壓力。**最好每餐有一道菜無油烹調，減重者則每餐只有一道有油烹調**，這麼做，油脂的質與量都能兼顧，就能輕鬆少負擔！

會吸水的山粉圓如何？

　　山粉圓的效果類似奇亞籽，吸水後可以膨脹20倍，高於奇亞籽，膨脹後飲用，在肚子裡的體積更大，對減重與血糖控制很有幫助。中醫的角度看山粉圓具有「疏風散瘀、解毒定痛」的功效。就營養成分而言，與奇亞籽類似，其中

脂肪少一點，鈣多一點，唯獨omega 3脂肪酸含量低，但是價格親民許多，產地臺灣，碳足跡很短，可以愛用國貨。選用山粉圓減重，不足的omega3 選用含量高的堅果來補充即可。用量一天1湯匙就好。

很夯的奇亞籽是纖維？還是油？

被譽為減重聖品的奇亞籽成分很特別，含有脂肪、纖維、醣類、蛋白質、維生素及礦物質；因油脂相較於其他營養素含量較多，因此**屬於油脂類**，1湯匙＝1O。其油脂成分中含有高量的抗發炎成分omega3脂肪酸，有益健康。

1公克的奇亞籽泡冷開水後，可以膨脹成10～15克，狀似山粉圓，泡水後飲用會有飽足感，其他食物就會吃得少，減重效果良好。對於血糖高者，也可以延緩餐後的血糖上升，又能同時補充omega3脂肪酸，一舉數得。奇亞籽鈣含量高，要提醒的是，**一天奇亞籽的攝取量大約1O＝1湯匙（約15克）就好**，不宜太多，換算後鈣含量約125 mg，還是不錯，不過因纖維含量高，吸收率會差一些，但不無小補。

酪梨是水果吧？

酪梨被金氏世界紀錄譽為最營養的「水果」，但就營養成分而言，可以說是長得像水果的油脂，**2湯匙酪梨＝1O**。細看營養成分相當完整，蛋白質、纖維、維生素A、B、C、D、礦物質、植化素面面俱到，尤其富含單元不飽和脂肪酸，比初榨橄欖油還要好。

酪梨最棒的功效是含有抗發炎成份，對防癌抗癌與心血管疾病都有益處。由於醣少油好，可以降低身體對胰島素抗性，減少胰島素分泌，不僅有利糖尿病的血糖控制，減重者也可以因此減少脂肪儲存。**一天上限吃2O（約4湯匙）就好**，過與不及都不理想。

omega3（寫為ω3／讀音omega 3）是什麼？
ω3,6,9又是什麼？該怎麼吃？

　　ω3或ω3, 6, 9都是不同的脂肪酸簡稱，對身體的影響有好有壞。脂肪酸分為飽和（結構中沒雙鍵）與不飽和（有雙鍵），其中**不飽和比較健康**。

　　ω3, 6, 9指的是第一個雙鍵出現的位置，從ω端開始算第3或6或9的位置。ω3最主要的有三種：ALA（次亞麻油酸，人體無法自行合成，營養學上叫必需脂肪酸）、EPA與 DHA，是能幫助身體抗發炎的好成分，但很不穩定、容易變質，此時攝取足夠的ALA就很重要了，因為身體可以透過把ALA變長，製造出其他重要成分，包括部分賀爾蒙與DHA、EPA。

　　至於ω6的亞麻油酸也是必需脂肪酸，在身體可合成其他重要成分，如細胞膜磷脂質、前列腺素等，當身體有較多ω6時，合成前列腺素就多，此時就容易引起發炎。偏偏次亞麻油酸ALA（ω3）與亞麻油酸（ω6）兩者在體內合成重要成分時，是共用相同的酵素系統，一邊作用多時另一邊就被迫減少。一般人飲食中的ω6往往過多，造成兩者的失衡，進而導致身體容易出現發炎現象。因此ω3與ω6要平衡，**飲食中就要減少ω6，增加ω3的攝取**。

　　ω9的代表油脂是富含於橄欖油和苦茶油裡的單元不飽和脂肪酸；ω9的脂肪酸功能在於促進膽汁合成，提高腸胃功能，也能降低血脂肪。

以上這些脂肪酸對身體都各有功能，從中取得平衡最重要，油脂怎麼吃較健康，就是要多吃ω3。

富含ω3的食物，如小條的深海魚。（烹調時避免高溫，以免破壞ω3）

植物性食物可選擇： 亞麻仁籽1湯匙＝1O（有2.6公克的ω3脂肪酸）

核桃仁2片＝1O（有0.6公克的ω3脂肪酸）

奇亞籽1湯匙＝1O（有2.8公克的ω3脂肪酸）

	分類			作用
飽和脂肪	豬油、牛油、椰子油、棕櫚油、奶油			↑心血管疾病風險 ↑乳癌等癌症風險
不飽和脂肪	單元不飽和	Omega-9	苦茶油、橄欖油、芥花油、堅果、酪梨	↓心血管疾病風險
	多元不飽和	Omega-3	魚油、核桃、亞麻籽（油）、紫蘇油	具有抗發炎效果 預防心血管疾病與癌症
		Omega-6	葵花油、葡萄籽油、玉米油、花生油、芝麻油	過多會抑制omega3，促進發炎反應，刺激腫瘤生長

採購油品要注意什麼？

選購油品有3要：**小包裝、常換牌，選對油**。

一般家庭可能經常外食，或多以蒸煮等低油烹調，用油量少，小包裝可以確保油品新鮮不變質。油品的種類很多，經常換牌可以吃到不同種類的油，基於食安的考量，應選擇有信譽的大廠，常換品牌也可以分散風險。

用油烹調時要注意什麼？

烹調注意3不：**不高溫、不重複、不混油**。

不高溫：油品一旦冒煙就會產生自由基，危害健康，因此減少煎、炸或大火烹調，避免高溫或利用水炒法，可以減少自由基的產生。如果實在想吃炸物，建議使用發煙點高的動物性脂肪或椰子油、棕櫚油等飽和脂肪，並減少頻率即可。

不重複：回鍋油透過反覆加熱，會累積更多的自由基，要避免。而外食料理回鍋油的使用率很高，可以盡量選擇少油的菜餚，或減少外食，即可減少吃到回鍋油的機會。

不混油：常見烹調者將新油倒入裡面還有舊油的小油瓶，或新油混入回鍋油，或不同油品混著用，這樣的做法會影響油的品質。如果想使用不同的油，只需不同道菜換不同的油即可。市面上有許多調和油，較不建議購買。選擇單一的好油，例如初榨橄欖油或苦茶油，顏色較深，也沒有那麼清澈，卻保留了很多種籽裡面的好成份。而精煉過的油清清如水，營養價值也跟著漸漸歸零，**調和油多用精煉過的油品混合而成，因此較不建議**。

為什麼堅果會越吃越胖？

每當年關將近，總會看到賣場堆疊滿滿各種口味的堅果，以前過年是嗑瓜子，現在是抱著堅果桶，過個年胖兩三公斤是許多人共同的經驗，其中堅果是重要原因之一，因為區區兩顆核桃就有10，約50大卡＝6顆杏仁果＝7顆腰果＝14粒花生＝2/3湯匙葵瓜子或南瓜子（請參考後頁圖鑑）。若還是想吃，建議在堅果旁邊放一盤水果，先吃水果再吃堅果，並找個精緻美麗的小容器定量。這麼做，過年就可以增壽不增肉了！

本章的圖鑑透過圖示，有助於你了解各種油脂與堅果種子每一份的份量。

日常生活中，如果要求大家精算吃進去的油量，恐怕會覺得太計較了，反而減少用餐的樂趣，因此僅提示重點如下：

1.每天1～3湯匙堅果：其中最好要有富含omega3的亞麻仁籽和核桃等。

2.盡量減少油滋滋：炸物油煎少吃，或設定減油目標。

3.每餐一道無油菜。

椰子油

1○ = **5**克（1/3湯匙）

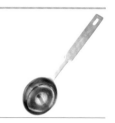

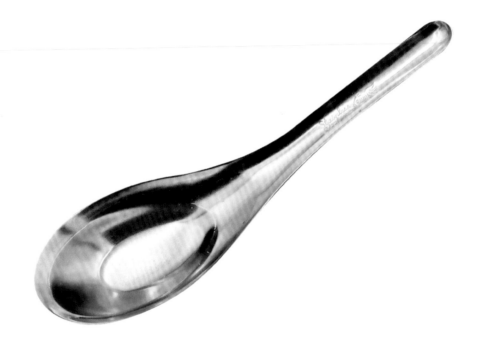

營養標示	
熱量	**44**大卡
醣類	-
蛋白質	-
脂肪	**5.0**克
膳食纖維	-

? 你知道嗎

➡ 椰子油所含的脂肪酸有好有壞，好的是它有中鏈脂肪酸，不須經過消化分解就能被人體吸收；壞的是它的飽和脂肪，可能會讓膽固醇增加，所以不鼓勵經常使用。

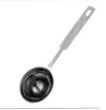

橄欖油

1○ = **5**克（**1/3**湯匙）

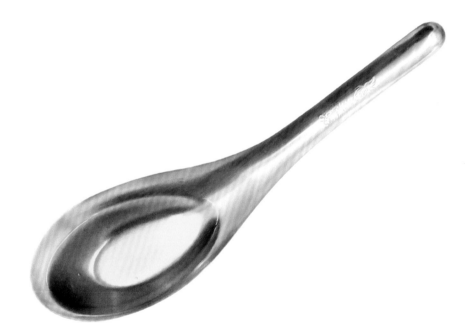

營養標示	
熱量	**44**大卡
醣類	-
蛋白質	-
脂肪	**5.0**克
膳食纖維	-

? 你知道嗎

➡ 富含「單元不飽和脂肪酸」，穩定性僅次於「飽和脂肪」，故用於炒菜的溫度不成問題，若是特級初榨橄欖油（Extra Virgin Olive Oil）還額外有橄欖多酚等橄欖果實中特有的植化素，能賦予橄欖油不同的顏色與風味，也可於烹調過程中避免油品氧化。

牛油

1○ = **6**克（1/3湯匙）

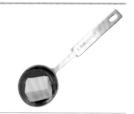

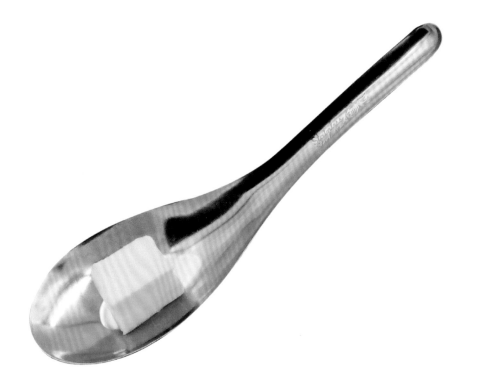

營養標示	
熱量	**53**大卡
醣類	-
蛋白質	-
脂肪	**5.9**克
膳食纖維	-

你知道嗎 ➔ 黃色凝固狀奶油又常被稱為「牛油」，天然奶油是由乳製品衍生製造而成，乳脂肪含量≧80%，其中飽和脂肪比例高，若攝取過量，會增加心血管疾病風險。

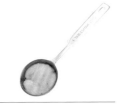

沙拉醬

1○ = **10**克（1/2湯匙）

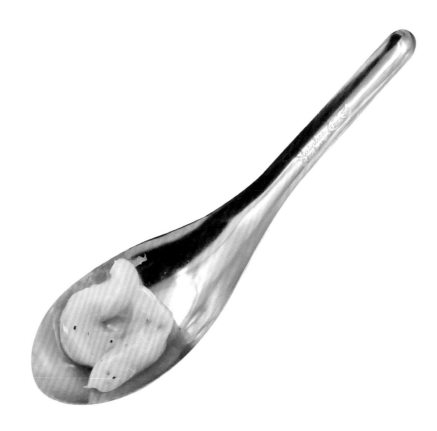

營養標示	
熱量	**64**大卡
醣類	**1.1**克
蛋白質	**0.2**克
脂肪	**6.6**克
膳食纖維	-

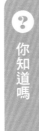

你知道嗎

➡ 種類很多，要留意產品包裝上的標示，請選擇添加物及含糖量少的為佳。

核桃仁

1○ = **7**克（**2**粒或**1/2**湯匙）

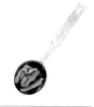

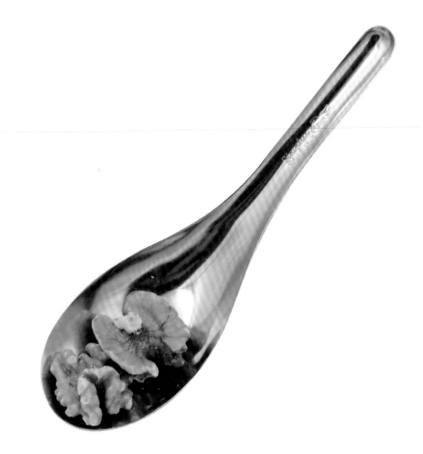

營養標示	
熱量	**46**大卡
醣類	**0.8**克
蛋白質	**1.1**克
脂肪	**4.8**克
膳食纖維	**0.4**克

？ 你知道嗎 ➤ 核桃富含omega-3脂肪酸，有助大腦、心血管及眼睛的健康，並具有抗發炎效果。

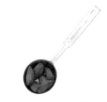

杏仁果

1O＝生**7**克（**6**顆或**1/2**湯匙）

堅果界的「低油」冠軍！

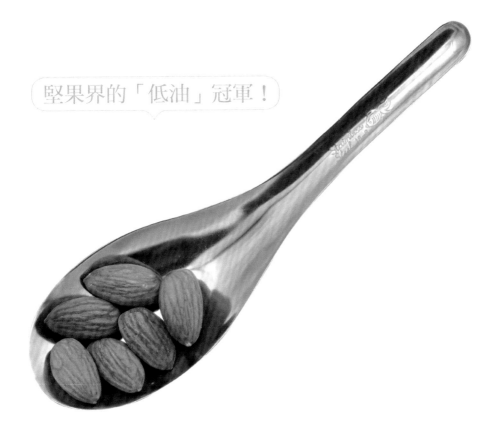

營養標示	
熱量	**40**大卡
醣類	**1.6**克
蛋白質	**1.5**克
脂肪	**3.5**克
膳食纖維	**0.7**克

你知道嗎

➡ 和其他堅果相比，同樣一份（1O），杏仁果所含的脂肪最低（只有3.5克），其他堅果則為4.5～5.5克。

腰果

1○ = **10**克（**7**顆或**1/2**湯匙）

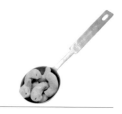

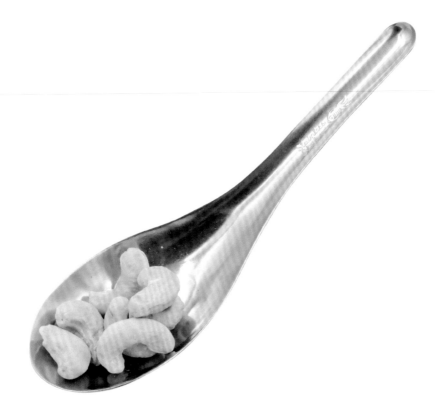

營養標示	
熱量	**56**大卡
醣類	**3.5**克
蛋白質	**1.6**克
脂肪	**4.4**克
膳食纖維	**0.5**克

? 你知道嗎 ➡ 即使是原味的腰果，吃起來也略帶甜味，是因其所含的醣類的確比其他堅果高出一倍，例如：芝麻、杏仁的含醣量為1.6克，而腰果則為3.5克，所以補充堅果時，還是多樣攝取為佳。

花生仁

1○＝**13**克（**15**粒或**1**湯匙）

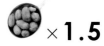 ×**1.5**

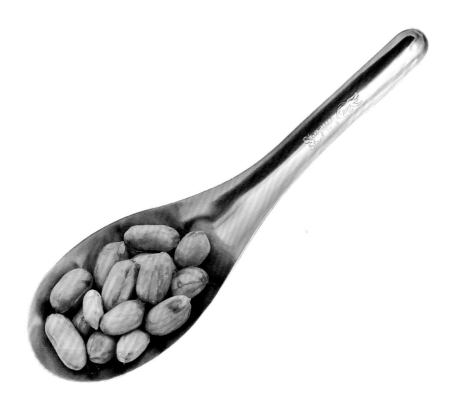

營養標示	
熱量	**71**大卡
醣類	**2.5**克
蛋白質	**3.7**克
脂肪	**5.9**克
膳食纖維	**0.9**克

你知道嗎 ➡ 台灣常年高溫潮濕，極利真菌繁衍，若花生保存不當受污染，就會產生黃麴毒素，它具有很強的肝毒性與致癌性，民眾在購買時要挑選較有誠信的品牌或商家，避免買來路不明的花生相關產品。

南瓜子

1○ = **10**克（1湯匙）

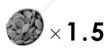 ×**1.5**

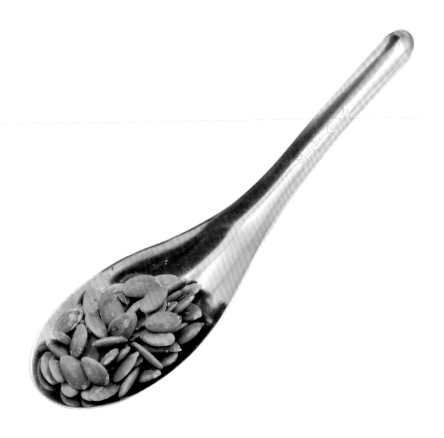

營養標示	
熱量	**54**大卡
醣類	**1.4**克
蛋白質	**3.0**克
脂肪	**4.8**克
膳食纖維	**0.8**克

你知道嗎 ➡ 富含鋅，鋅在人體內扮演了多重角色，包括提升免疫力、維持細胞正常生長、睡眠、情緒、味覺和嗅覺、視力和皮膚的健康、胰島素調節與男性性功能等。

葵瓜子

1○ = **10**克（**1**湯匙）

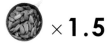 ×**1.5**

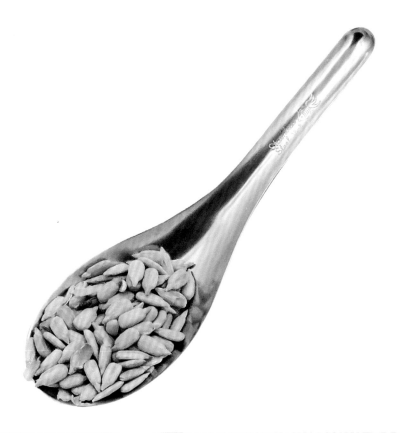

營養標示	
熱量	**57**大卡
醣類	**1.9**克
蛋白質	**2.2**克
脂肪	**5.2**克
膳食纖維	**0.8**克

❓ 你知道嗎

➡ 葵瓜子含有豐富的維生素E，每天吃1份葵瓜子能攝取到4.1mg維生素E，對比成人一天的建議量為12mg，吃一份葵瓜子已能滿足1/3，而維生E是很強的抗氧化劑，可保護細胞免於受自由基的傷害。

黑（白）芝麻

1○ = **10**克（**1**湯匙）

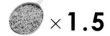 ×**1.5**

熟的為佳！

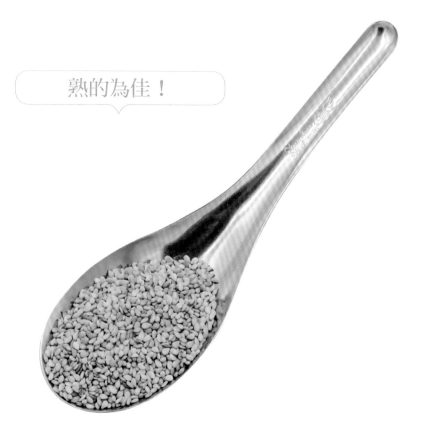

營養標示	
熱量	**60-**大卡
醣類	**1.6**克
蛋白質	**2.0**克
脂肪	**5.9**克
膳食纖維	**1.1**克

你知道嗎

➡ 麻油對產後婦女子宮收縮有良好的效果，是因為芝麻含亞麻油酸，有助於平滑肌收縮；烘焙過的芝麻香氣較足且較好消化，最好將芝麻破壁，營養才能吸收。

➡ 務必乾炒或低溫烘焙後使用。

亞麻仁籽

1○ = **12**克（**1**湯匙）

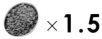 ×**1.5**

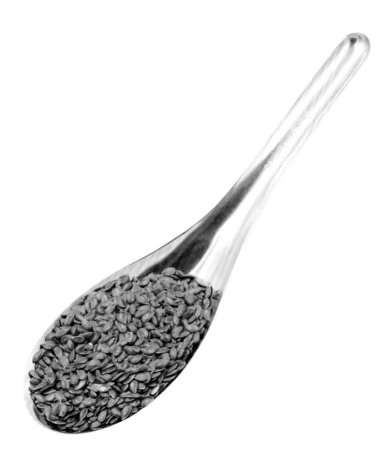

營養標示	
熱量	**57**大卡
醣類	**3.4**克
蛋白質	**2.5**克
脂肪	**4.8**克
膳食纖維	**2.8**克

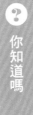

？ 你知道嗎

➡ 富含高量omega-3脂肪酸，可抗氧化、抗老化，但謠傳生吃會中毒？免驚啦！亞麻仁籽所含氰化物濃度極低，不至於引發急性中毒，所以千萬別因噎廢食。

➡ 每天限量1～2湯匙不超量，無需烘焙可直接使用。

奇亞籽

1 ○ = **15**克（**1**湯匙）

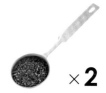 ×**2**

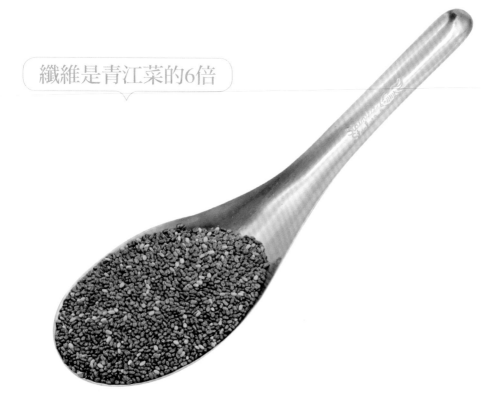

纖維是青江菜的6倍

營養標示	
熱量	**63**大卡
醣類	**5.2**克
蛋白質	**3.3**克
脂肪	**4.8**克
膳食纖維	-

你知道嗎

➡ 高纖易飽、富含好油（omega-3脂肪酸），可降低血脂，穩定血壓及血糖，減少心血管疾病風險，也有助維持神經系統和腦部運作。

➡ 可直接泡冷水或溫水，待放置成膠狀，即可飲用。

加州酪梨

1○＝**40**克（**2**湯匙）＝中型大小**1/6**個

×**3**

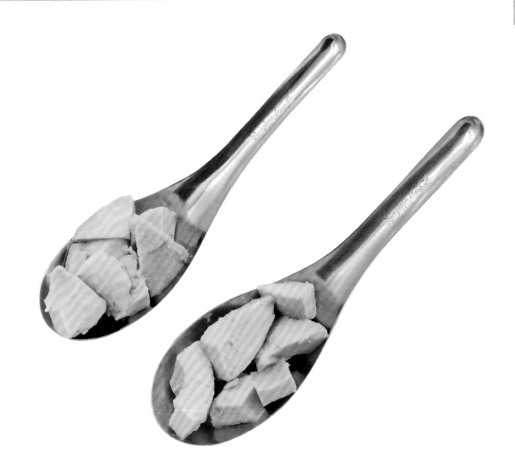

營養標示	
熱量	**29**大卡
醣類	**2.8**克
蛋白質	**0.6**克
脂肪	**2.4**克
膳食纖維	**1.7**克

你知道嗎

➤ 不要再把酪梨當水果吃了，其實它屬於油脂類，酪梨不像水果有明顯甜味，反倒像油脂般滑順綿密，若誤把它當水果大量吃，可就等於「喝油」了。

Chapter 10

食物中的秘密

乳品類

M

M 乳品類

　本章將幫助你更深入認識頗受爭議的乳品類，以及各種乳製品的差異、如何避開地雷，讓你怎麼吃都健康！

正名

乳品類。原名低脂乳品類。

英語系國家稱Dairy，俗稱milk，因此代號訂為**M**。

家族成員

各種哺乳動物的乳汁（例如：牛乳、羊乳等）與其製品，包括：

- **鮮乳**：分為全脂（油脂量>3%）、低脂（油脂量0.5～2%）、脫脂（油脂量<0.5%）。
- **調味乳**：蛋白質、鈣等只有鮮奶的一半，而糖量大增。
- **奶粉**：為易於保存，去除95～98%的水。依脂肪含量可分為全脂、低脂、脫脂乳粉。另外還有添加風味的調味乳粉，與依使用對象之所需而調整成分的嬰兒配方、較大嬰兒配方輔助食品、成長奶粉、兒童奶粉、銀髮族奶粉等。
- **煉乳**：又可分為淡煉乳（或稱奶水）與煉乳（較濃稠）。此類產品大多添加不少糖，並調整脂肪及添加香料，以增添風味。營養價值不同於鮮乳，使用時應詳讀標示與成分。
- **乳酪或乾酪**：生乳殺菌後添加凝乳酶及菌種醱酵後製成。透過乳酸菌的作用，大部分的乳糖已經轉化，若是喝牛奶會腹瀉者可選擇，但鹽分含量高，不可輕忽。
- **發酵乳與凝態發酵乳**：俗稱優酪乳與優格，是生乳經不同乳酸菌醱酵後製成。大部分乳糖已被分解成乳酸，因此乳糖不耐症者可以選擇。也因乳酸的酸味重，為增加口感，往往添加許多糖，讓優酪乳與優格的好處大打折扣。建議選擇無糖的最好。

乳品類主要提供鈣質，也含有優質蛋白質、乳糖、脂肪與維生素及礦物質。

乳品類依脂肪含量高低分為全脂、低脂、脫脂三類。

每份乳品大致的營養含量（一份＝**1M**）如下：

種類	蛋白質（克）	脂肪（克）	醣類（克）	熱量（大卡）
全脂乳	8	8	12	150
低脂乳	8	4	12	120
脫脂乳	8	+	12	80

一份＝1M？

1M→
> ＝**240**c.c.鮮奶
>
> ＝**3**湯匙全脂乳粉
>
> ＝**2**湯匙脫脂或低脂奶粉
>
> ＝**2**片乳酪

　　以奶粉沖泡奶時，只需定量奶粉即可，水量可依個人喜好添加。鮮乳因是液態，較不易添加營養素，而奶粉則容易添加，因此奶粉的營養往往較鮮乳可以更豐富，購買時還是要注意標示。

奶精（奶球）與牛奶一樣嗎？

　　奶精的成分裡面並沒有奶，也就幾乎沒有鈣質。具有濃濃奶香味的奶精其實屬於油脂類，其主要成分是：氫化植物油、玉米糖漿、酪蛋白、香料、食用色素等。

　　由於氫化植物油裡面含有高量的反式脂肪，對心血管疾病的風險相當高，因此世界衛生組織呼籲各國於2023年以前全面停用反式脂肪。台灣食品衛生管理辦法自107年7月起也禁用人工反式脂肪，即禁用部分氫化植物油，為此有些加

工業者的調整作法是將植物油進一步飽和，因此成分由原有的反式脂肪變成飽和脂肪。但還是具有相當程度的健康風險（飽和脂肪容易引發動脈硬化）。

其實反式脂肪可以分為人工與天然來源，人工反式脂肪有不少健康風險，因此禁用，而天然反式脂肪常見於乳品中，含量不高型態也不同，相較之下是沒問題的。想來杯拿鐵或奶茶嗎？記得問問店家是加奶精還是鮮奶！

喝全脂乳好？還是脫脂乳好？

需視個別狀況決定。體型纖瘦者可以選擇全脂，因為相較脫脂，脂肪含量相差高達8公克，熱量幾乎翻倍；但過重或肥胖者，宜選擇脫脂或低脂，不僅熱量較低，也可以避免吃到過多的飽和脂肪。

體重適中者，當選擇全脂乳時，只需檢視自己飲食中動物性脂肪的多寡，如果愛好紅肉如：牛、豬、羊等，可以選擇低脂或脫脂，或是少吃紅肉改吃雞魚，就可以喝全脂乳，這樣順便降低紅肉的風險更好。如果是素食者或大多吃魚或去皮雞肉，則喝全脂乳無妨。**針對糖尿病或血脂肪過高者，還是選擇低脂或脫脂為宜**，以降低心血管疾病的風險。

成長中的孩子把牛奶當開水喝好嗎？

適量飲用（2杯／天）很好，可以補充鈣、維生素D與優質蛋白質。但每份全脂奶有8公克蛋白質與8公克脂肪，比1 P的肉類還要高，因此過量飲用乳品（超過兩杯），會吃到過多的蛋白質與動物性脂肪而讓身體呈酸性，反而讓骨骼裡的鈣質流失，用以平衡血鈣，因此不利長高，也會加重骨質疏鬆的風險。

根據大型與跨國的研究證實：大量的動物性蛋白質攝取，會造成尿液中鈣含量上升，骨折發生率上升。另外，根據一份集結87篇研究，可信度頗高的報告顯示：植物性蛋白質攝取量越高（高於動物性蛋白質），越不會出現骨折。歐美的飲食習慣乳品吃得多，因此鈣攝取也多。一份針對十個國家的調查發現：鈣攝取越高，骨折發生率反而高。因此，適量攝取牛奶即可，過多反而有害，

同時也要多吃植物性蛋白質，例如：黃豆、黑豆、毛豆等及其製品，這樣就可以讓自己骨骼壯壯，健步如飛。

喝牛奶會拉肚子怎麼辦？怎麼補鈣？

亞洲人喝牛奶會拉肚子是常見現象，多因腸道乳糖分解酵素不足之故。**可以選擇無糖優酪乳或優格取代**，如果太酸難以接受，可加少許果乾，如：葡萄乾或蔓越莓乾等；選擇乳酪也可以，但偶爾即可，因為鹽分含量高。

另外，有些人喝牛奶會過敏，或是引起腸漏症（可能出現的症狀相當多元，包括異位性皮膚炎等），便不適合靠乳製品來補充鈣質，建議：每天一杯黑芝麻豆穀漿，加上2～3 P高鈣豆製食品、多吃深綠色蔬菜，例如：芥蘭菜、莧菜、地瓜葉等，一樣能獲得充足的鈣質。

喝牛奶好？還是優酪乳好？

超過1世紀的醫學研究已經證明：一個人的健康可以由腸道裡的菌叢來決定。換言之，我們可以藉由飲食來培養腸道好菌，讓它更多、更佔優勢，便可以促進健康與延壽。重點是肚子裡的好菌吃素、壞菌吃葷，但只要能落實本書的健康飲食，必定能培養出一肚子的好菌。此外，也可以藉由喝優酪乳，直接補充外來的好菌，除了可補充鈣質又能獲得好菌，一舉兩得，但要記得選擇無糖優酪乳才好。

要注意的是，外來的好菌並不會駐紮在腸道，一段時間沒喝就沒有了，所以還是選擇多些蔬食少些肉來得實在，讓肚子裡面的好菌生生不息。目前常見的吃肉減肥，最大的風險之一，就是容易養出一肚子的壞菌，因此建議吃肉減重者，千萬記得多吃蔬菜，或是已經減重成功者，儘快改回本書的健康飲食法。

癌症可以喝牛奶嗎？

　　長久以來大家對此問題意見分歧，多數持反對意見，也有好些文獻發現可能增加罹癌風險，尤其對女性常見的乳癌，婦科癌症等。乳品的種類品項單純卻獨立列於六大類食物中之一，主因富含好吸收的鈣與維生素D，是其它類食物難以取代的。如果沒有吃到，需要特別關注鈣與維生素D是否足夠。為詳細了解乳品類的攝取與癌症風險之間的關係，查詢許多近期最新的研究，並特別聚焦大規模、整合型的報告，涵蓋的文獻數量相當多，調查對象加總更多，希望能提供讀者選擇乳品的參考根據（參考資料詳閱附表），結論如下：

　　縱觀各種癌別，乳製品的攝取與大多數癌症的罹患風險與死亡率，統計上並沒有顯著的相關性，僅能發現一些可能趨勢（如下圖）。長期（4.1-25年）的追蹤研究，無論是癌症或心血管疾病，結果也不明確。因此適量飲用是可以的；偶爾拿鐵咖啡加鮮奶也OK。無糖優酪乳或優格則是更好的選項，不僅補充營養也同時優化腸道菌叢。

　　根據一篇2016年受試個案數高達778,929的文獻[*1]，可發現相較罹癌風險，優酪乳最低甚至有加分效果，脫脂乳與起司其次，全脂乳相對風險趨勢較大。

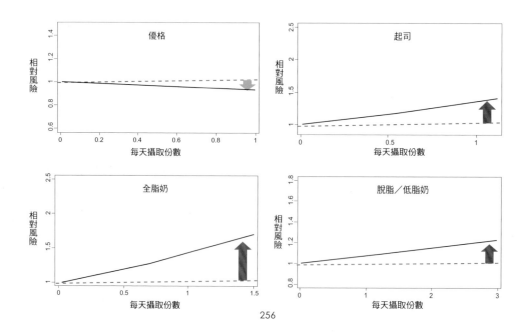

針對不同的癌症，乳品攝取也有差別

增加風險

乳癌：每天攝取大於450克（約兩杯）則會增加乳癌罹患風險。

子宮內膜癌：高量奶油攝取，可能增加罹患風險。

攝護腺癌：食用乳製品、全脂奶可能增加罹癌風險，提高死亡率。

非霍奇金氏淋巴瘤（簡稱NHL）：食用乳製品與牛奶可能增加分化形B細胞淋巴癌罹患風險。總乳品與奶類攝取每天增加200克，罹患風險可能增加5%與6%。

降低風險

口腔癌／口咽癌：乳品可能有助**減少**罹患風險。

肝癌：乳品攝取多寡與肝癌風險無顯著相關，然優格則顯著**降低**風險。

大腸直腸癌：增加乳製品的攝取可能有**保護**的效果。每天飲用乳品400c.c.，大腸直腸癌風險**減少**13%。

膀胱癌：攝取牛奶與醱酵乳品可能有助於**降低**膀胱癌的罹患風險，而大量的全脂奶則可能增加風險。

紅字標示增加風險，藍字標示減少風險。

編號 No	癌別	乳品攝取的影響	文獻 數量／ 個案數	年份
1	各種癌	總乳製品的攝取與多數的癌症死亡率沒有顯著性相關性。然而低總乳品攝取可能相對性的可減少癌症風險。但個別的乳品仍有差異：增加全脂奶攝取，攝護腺癌的死亡率明顯上升 p=0.003。	11篇 778,929人	2016
2	各種癌	乳品對大腸直腸癌可能有保護效果，對其他癌別則不明確，但對攝護腺癌則可能增加風險。	多篇	2014
3	各種癌別、心血管疾病	根據長達4.1-25年之追蹤研究 個案總數高達367,505的研究：乳品攝取多寡與各種癌症與心血管疾病死亡率的相關性，研究結果差異大，無一致性。	28篇 367,505人	2015
4	各種癌別	由近萬篇1991-2017的研究報告中篩選出52篇探討乳品攝取多寡與各種癌症的發生率與死亡率相關性的研究結果差異大，無一致性結論。	52篇	2019
5	各種癌別	將乳製品細分為全脂奶、低脂奶、起司、發酵乳與優格進行統計分析，結論：乳品的攝取與各種死亡原因沒有相關性。	多篇 938,817人	2019
6	乳癌	乳癌罹患風險與乳製品攝取之間的關係，過去的研究結果相當不一致。早期的研究1981-1990認為乳品攝取多會增加乳癌的罹患風險。然而有些研究結果論卻相反。一篇回顧性文獻根據46個研究，結論：沒有顯著性相關。 本研究結果也是沒有顯著相關性。	多篇	2019
7	乳癌	研究發現乳品攝取量低時，沒有相關性。當每天攝取>兩杯（450克／天）則會增加乳癌罹患風險。	多篇	2020
8	子宮內膜癌	乳製品的攝取與子宮內膜癌的相關性，過去的研究結果相當不一致，本研究根據18個研究，結論：乳製品、奶類、起司均無相關性，其中有一篇個案數達456,513人的報告發現，高量奶油攝取會增加子宮內膜癌的風險。肥胖本身也會增加子宮內膜癌因此需要排除。	18篇	2017
9	口腔癌／口咽癌	乳品與奶類的攝取可能可減少口腔／口咽癌的罹患風險。	12篇 50,777人	2019

編號 No	癌別	乳品攝取的影響	文獻 數量／ 個案數	年份
10	肝癌	乳品攝取與肝癌風險無顯著相關，然優格則顯著降低風險。	7/篇 5,121人	2020
11	大腸直腸癌	飲用奶類可能可降低15%男性大腸癌的風險。但對男性與女性的直腸癌則無相關性，食用起司與發酵乳對大腸直腸癌也無顯著保護效果。	15篇, 大於 900,000 人	2014
12	大腸直腸癌	增加乳製品的攝取可能對於大腸直腸癌有保護的效果。飲用乳品400c.c.／天，大腸直腸癌風險減少13%。	400/ >22,000	2017
13	大腸直腸癌	攝取多量的蔬菜水果與乳品，少量的紅肉與加工肉品，這樣的飲食型態能有助於降低大腸直腸癌的風險。	多篇	2018
14	大腸直腸癌	多食用乳品與奶類對於近端與遠端大腸癌以及直腸可能可降低其風險。低脂奶則能顯著降低大腸癌的風險。起司也有益於預防大腸直腸癌，尤其近端大腸癌。	29篇	2019
15	攝護腺癌	多數文獻發現：相較低攝取量者，高總乳製品攝取與高奶類攝取者，攝護腺癌風險增加。但仍有些不一致的結果。	34篇 860,830 人	2019
16	攝護腺癌	絕大多數研究證實乳製品攝取與攝護腺癌的罹患風險增加有關，然對高危險族群建議時，要特別注意鈣與維生素D是否足夠。	20篇	2020
17	膀胱癌	攝取牛奶與醱酵乳品可能有助於降低膀胱癌的罹患風險，而大量的全脂奶則可能增加風險。	26篇	2020
18	非霍奇金氏淋巴瘤（Non-Hodgkin lymphoma）簡稱NHL	許多研究探討此議題，但是結果不一致。進一步的分析發現：總乳品或牛奶類飲用與分化形大B細胞淋巴癌有顯著相關性，總乳品與奶類每天增加200克（約一杯）可能會分別增加5%及6%風險。 結論：除了優格以外的乳品攝取會增加淋巴癌NHL的風險。	16篇	2016

＊總乳製品的攝取包括：奶類（全脂、低脂奶、脫脂奶）、冰淇淋、起司、優酪乳、優格。

參考文獻：

*1. **Wei Lu et al. Dairy products intake and cancer mortality risk: a meta-analysis of 11 population-based cohort studies. Review Nutr J. 2016 Oct 21;15(1):91**

2. Zaynah Abid et al. Meat, dairy, and cancer. Am J Clin Nutr 2014; 100(suppl):386S-93S.

3. Susanna C Larsson et al. Milk Consumption and Mortality from All Causes, Cardiovascular Disease, and Cancer: A Systematic Review and Meta-Analysis. Nutrients. 2015 Sep 11;7(9):7749-63.

4. Maya M Jeyaraman et al. Dairy product consumption and development of cancer: an overview of reviews. BMJ Oprn.2019 Jan 25;9(1).

5. Ivan Cavero-Redondo et al. Milk and Dairy Product Consumption and Risk of Mortality: An Overview of Systematic Reviews and Meta-Analyses. Adv Nutr. 2019 May 1;10(suppl_2):S97-S104.

6. Lu Chen et al. Milk and yogurt intake and breast cancer risk: A meta-analysis. Medicine (Baltimore). 2019 Mar;98(12):e14900.

7. Asma Kazemi et al. Intake of varies food groups and risk of breast cancer: A systemic review and dose-response meta-analysis of prospective studies. Adv Nutr. 2020 Dec 3;nmaa147.

8. Xiaofan Li et al. Dairy Products Intake and Endometrial Cancer Risk: A Meta-Analysis of Observational Studies. Nutrients. 2017 Dec 28;10(1):25.

9. Jian Yuan et al. Milk and dairy products consumption and the risk of oral or oropharyngeal cancer: a meta-analysis. Biosci Rep. 2019 Dec 20;39(12): BSR20193526.

10. Qihong Zhao.et al. Dairy consumption and Liver Cancer Risk: A systematic Review and Dose-Reponse Meta-analysis of Observational Studies. Nutr Cancer 2020 Dec 21;1-17.

11. Robin A Ralston et al. Colorectal cancer and nonfermented milk, solid cheese, and fermented milk consumption: a systematic review and meta-analysis of prospective studies. Crit Rev Food Sci Nutr. 2014;54(9):1167-79.

12. A R Vieira et al. Foods and beverages and colorectal cancer risk: a systematic review and meta-analysis of cohort studies, an update of the evidence of the WCRF-AICR Continuous Update Project. Ann Oncol. 2017 Aug 1;28(8):1788-1802.

13. Lukas Schwingshachl et al. Food groups and risk of colorectal cancer. Int J Cancer. 2018 May 1;142(9):1748-1758.

14. Laura Barrubes et al. Association Between Dairy Product Consumption and Colorectal Cancer Risk in Adults: A Systematic Review and Meta-Analysis of Epidemiologic Studies. dv Nutr. 1;10(suppl_2):S190-S211.

15. Bricia Lopez-Plaza et al. Milk and Dairy Product Consumption and Prostate Cancer Risk and Mortality: An Overview of Systematic Reviews and Meta-analyses. Adv Nutr. 2019 May 1;10(suppl_2):S212-S223.

16. Alex Sargsyan et al. Milk Consumption and Prostate Cancer: a Systematic Review. World J Mens Health. 2020Jun 27.

17. Laura M Bermejo et al. Milk and Dairy Product Consumption and Bladder Cancer Risk: A Systematic Review and Meta-Analysis of Observational Studies. Adv Nutri. 2019 May 1;10(suppl_2):S224-S238.

18. Jia Wang et al. Dairy Product Consumption and Risk of Non-Hodgkin Lymphoma: A Meta-Analysis. Nutrients. 2016 Feb 27;8(3):120.

低脂奶粉

1M = **25**克（**2**湯匙）

 ×**3**

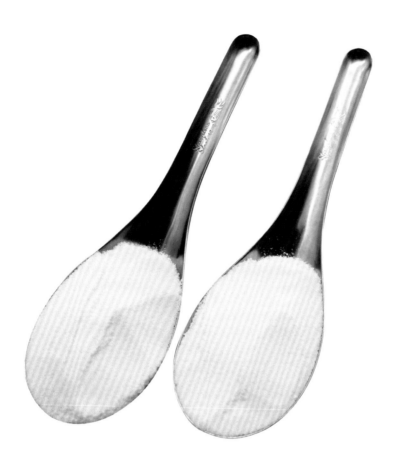

營養標示	
熱量	**105**大卡
醣類	**11.5**克
蛋白質	**8.2**克
脂肪	**2.9**克
膳食纖維	-

你知道嗎

➡ 牛奶的脂肪屬於飽和脂肪，所以有高血脂、高血壓的病友，以及平日飲食愛肉族、愛炸族、外食族的朋友，應優先選擇喝低脂或脫脂奶為佳。

優酪乳（無糖）

1M = **240c.c.** （1杯或1碗）

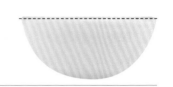

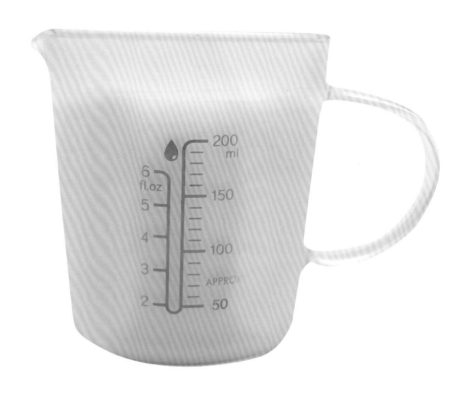

營養標示	
熱量	**175**大卡
醣類	**25.0**克
蛋白質	**7.7**克
脂肪	**5.3**克
膳食纖維	**1.4**克

？ 你知道嗎

➡ 優格與優酪乳都屬「發酵乳品」，兩者在營養上大致相同，只是各家廠商所用菌種不同，在人體作用上有些微差異。

➡ 有些製造無糖優酪乳的廠商會添加寡醣、甜味劑，除了幫助乳酸菌生長，也能提供甜味。

優格（無糖）

1M＝210克（3/4碗）

營養標示	
熱量	**204**大卡
醣類	**28.6**克
蛋白質	**6.5**克
脂肪	**6.9**克
膳食纖維	-

你知道嗎

➡ 在發酵過程大多數的乳糖已被分解為乳酸，因此對有乳糖不耐症者來說，是比牛奶更適合作為補充鈣質的來源。

➡ 含糖量相當高，因此最好盡量選擇無糖口味。

Chapter 11

圖解外食秘密

外食族看這邊！

面對忙碌的生活，如何輕鬆、快速、方便、兼顧美味地解決三餐，是每天要面對的重要課題。此時，外食便成了最佳解答。但外食一定得犧牲健康嗎？透過本章，你將學會如何避開地雷食物、聰明選擇外食，並提供簡易的「**10分鐘低卡食譜**」，幫助你享受美食之餘，也能輕鬆取得平衡，不怕越吃越胖，吃得開心健康、身材有型！

跟著外食圖鑒，幫你一一拆解外食餐點有多少C、P、V、O，更附上實用的表格，提供你更完整的資訊。幫助你搞懂自己究竟吃了什麼，並學會如何掌握自如，健康滿分！

外食 3 要

外食選項琳瑯滿目，從豪華大餐到夜市小吃，只要牢記外食三要，對於避開外食風險的功力就大增了！尤其隨著年紀漸增，25歲以後身體的新陳代謝速度開始下降，大約每10年下降5～10%，到50歲大約下降近30%，環顧周遭年過40的親朋好友，你就會立刻明白他們的身材是怎麼來的。

第 1 要「閃油」：油多自由基就多，風險跟著來！

炸與煎等高溫烹調讓油必定冒煙，再加上餐飲業無可避免的大量回鍋油，一不小心就吃下滿滿一餐的自由基。烤的料理雖然高溫，但可以不用額外加油，相對風險小一點。

怎麼做

❶ 烹調方法的優先順序：①蒸或煮⇨②烤⇨③炒菜⇨④油煎⇨⑤油炸。

　　如果你經常吃炸物，改為每週兩次就好，把原來習慣吃的炸物改為蒸、煮、烤、燙，1年可以減1公斤。如果每餐換掉一道炒食，改為蒸、煮、烤、燙，可別小看，1年可以減少1.5 公斤。

點什麼菜？		
☺	😐	😧
白斬雞、南洋雞、醉雞	煎雞排	炸雞腿
蒜泥白肉、滷牛腱	黑胡椒牛柳	嫩煎牛排、炸豬排
清蒸魚	紅燒魚	煎魚、酥炸魚

❷ 裹粉的炸雞排和豬排，可以去掉油滋滋的麵粉皮。雞皮或肥肉部分也盡量去掉。

❸ 燙青菜淋的肉燥，可以請老闆減半或不加。

❹ 買便當時，油膩的主菜不要放在飯上，可以避免油膩湯汁或油吸附到米飯裡。注意呦，只要記得飯菜分開裝，你可以年減1.5公斤。

❺ 湯麵比炒麵好。例如：海鮮湯麵VS海鮮炒麵VS海鮮燴飯（油膩湯汁被飯吸光光）。這麼做，除了減少自由基，一餐還可以減少約150大卡。

❻ 清湯比濃湯優：濃湯裡的油會因添加太白粉和玉米粉而淡化了油膩的感覺，不知不覺會多喝，再加上勾芡的澱粉，油與澱粉合起來熱量更高。

第 2 要「23彩蔬」：滿滿植化素＋纖維，增強健康防護力！

　　每天2～3碗七彩蔬菜，可以確保吃下豐富的植化素，抗癌防癌、防心血管疾病等的保護力就有了，加上可觀的纖維幫忙清出腸道廢物，蔬菜的質量兼備下，疾病將與你漸行漸遠！

怎麼做

1.點餐時是否有蔬菜是必要條件，上菜後也一定把菜吃光光，心裡並盤算一下有沒有吃到一碗的蔬菜量。

點什麼菜？	
😊	😟
加點一道燙青菜去肉燥；選擇蔬菜較多的大滷麵、木須麵等	牛肉麵只有一口菜
換成家常豆腐，多了紅蘿蔔、香菇、筍片等配菜	香煎豆腐
紅燒雞或咖哩雞，也會多一些不同的配菜	烤或炸雞腿

2.實在吃不夠的蔬菜量與種類，回家補一補，請看「**10分鐘低卡食譜**」。**今天吃不夠今天補，最好當天結算，最晚次日還清，健康就更有保障了**。冰箱裡可以經常儲存一些耐放的蔬菜，例如：高麗菜、大白菜、紅白蘿蔔、洋蔥、真空包裝的金針菇、西洋芹、木耳等。隨時來一碗蔬菜湯，只要十分鐘輕鬆上菜，馬上補足蔬菜份量。

第 3 要「全食物」：原態食物營養完整，加工食品問題多多。

　　加工食品方便省事多變化，但是潛藏添加物的風險也多，例如：毒澱粉、塑化劑、色素、防腐劑等，最好要盡量避開。

怎麼做

1.首要拒絕的是加工肉品，這些一級致癌物要歸在拒絕往來戶清單。

點什麼菜？	
😖	😊
培根奶油意大利麵	雞肉番茄義大利麵
臘肉炒高麗菜	炒什錦蔬菜
熱狗大亨堡	蛋沙拉三明治

2.其他加工食品例如：丸子（魚丸、貢丸、水晶肉丸等）、餃類（魚餃、蛋餃、燕餃等）、榨菜、梅干菜等，宜避免或少吃。

點什麼菜？	
😖	😊
魚丸／貢丸湯／福菜肉片湯	鮮魚湯／海帶芽蛋花湯
梅干扣肉	什錦炒肉片
榨菜肉絲麵	菜肉大餛飩麵

外食 3 要的應用

考驗來囉！當遇到西餐、中菜、喜宴、小吃、自助餐、買便當，如何善用「外食三要」，幫你輕鬆避開風險？

A 西餐怎麼選？

閃油

Ⓐ 炸的不點（有些料理名稱不易看懂，可以詢問店家）。另外，白肉的雞、魚或海鮮，油脂較少，比豬、牛、羊好。

Ⓑ 海鮮清湯取代酥皮玉米濃湯。

Ⓒ 餐後飲料選擇無糖綠茶、紅茶，或黑咖啡取代奶茶（可能加奶精）。

23彩蔬／果

Ⓐ 生菜沙拉取代有肉類的沙拉；前菜香烤杏鮑菇取代烤田螺。

Ⓑ 湯品盡量挑選有蔬菜的清湯類料理。餐後甜點選有水果的。

Ⓒ 如果算算加總只有半碗（生菜一碗＝熟菜半碗），回家吃一顆大番茄就達標了。

全食物

德國豬腳、德式香腸或加了培根的料理盡量不點，改點魚或烤雞。

B 喜宴怎麼吃？

試試以下五言絕句：「**轉盤轉呀轉，每回夾一塊，炸的就跳過，二輪夾配菜，喜宴也過關！**」

吃喜酒很容易不知不覺吃太飽，吃的盡是肉類，蔬菜嚴重不足。只要記得以上口訣，「外食3要」就做到了。還可以賓主盡歡，也不會覺得虧待自己。

簡單的秘訣就是，轉盤轉到眼前第一輪夾一小塊肉類，接著都夾旁邊的配菜，如果遇到炸物就自動跳過或夾配菜，若有油飯就吃小半碗。最後的水果盤不要忘了補充。這麼做可以忙著吃，卻不會太過飽脹，餐後也不會昏沉沒精神。

C 自助餐怎麼點？

只要想像自己是營養師就對了！

某日到自助餐廳用餐，隨意點完餐後，突發奇想來拍個照，此時鄰座來了位女子（A君），她放下餐點去拿餐具，隨手也為她的餐點拍照。

比比看營養師與A君的餐有何不同？你將學會如何想像自己是營養師。

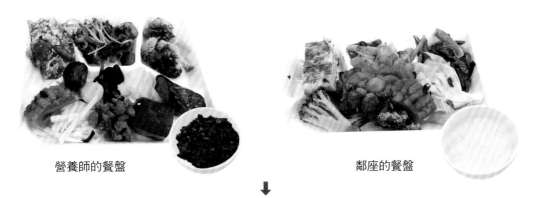

營養師的餐盤　　　　　　　　　　　　　　鄰座的餐盤

↓

共同點閃油、蔬菜足量。

271

餐盤菜式比一比

類別	營養師的餐盤	A 君的餐盤
蛋類	番茄炒蛋	菜脯煎蛋
大豆&豆製品	1.魯豆乾1塊 2.醬燒素肉末	無
蔬菜類	1.涼拌木耳紅蘿蔔絲豌豆苗 2.涼拌黑豆小黃瓜紅蘿蔔 3.燙青花菜 4.茄子 5.蒸香菇 6.煮大白菜 7.木耳炒筍絲 8.燒苦瓜	1.炒青花菜 2.高麗菜 3.絲瓜 4.A菜 5.燒苦瓜 6.炒酸菜筍片
全穀類	蒸荸薺1塊、十穀飯	白飯
食物種類	25	10
各類份量	2.5P＋4C＋2.5V	1P＋4C＋3V

↓	↓
符合外食三要	不符合外食三要，CP比例也 不好，該買書了

二者是否差很大？詳細閱讀本書的你，相信已經跟我這樣做了，對嗎！

是否覺得「**外食3要**」有些眼熟，沒錯，就是前面所說的3招4式中第4式的簡化版！趕快來複習一下：**多樣、適量、全食物、健康用油**。

帶著「好想你健康」的強大心念撰寫本書，非常希望你可以邊看邊做，落實於日常生活中，養成好習慣，不僅擁有好身材，偶爾大快朵頤也像我一樣悠哉快樂，能擁抱健康，遠離慢性病！

10分鐘低卡食譜

什錦蔬菜湯鍋系列
每鍋低於50大卡（1.5〜2V）

百變湯頭

味噌湯、咖哩湯、番茄湯、和風鰹魚湯、義式蔬菜湯、南瓜湯等。特別適合大餐後的下一餐。

食材

任選下列七彩蔬菜數種

高麗菜／大白菜、紅蘿蔔、洋蔥、真空包裝的金針菇或其他帶根的菇類、西洋芹、玉米筍、番茄、牛蒡、海帶結或昆布、青江菜或其他綠葉菜。

㊙有菇類，就會帶有淡淡的鮮味，昆布與牛蒡也可增添香氣與鮮味。

作法

1. 將蔬菜洗淨，切好備用。
2. 準備一鍋水（水量依肚量決定），水滾後放入蔬菜，需久煮的蔬菜先下，綠葉菜與菇類在關火前一分鐘下鍋。
3. 依個人喜好選擇上述湯頭調味（亦可先調味）即可上菜。

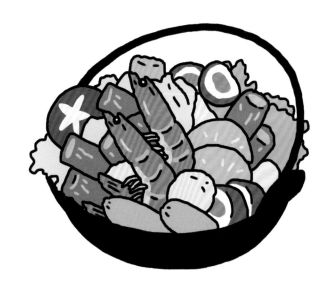

美味湯頭小訣竅

味噌湯
味噌半湯匙、柴魚醬油與蔥末少許，味噌起鍋前再加，可保鮮味。

和風鰹魚湯
乾昆布片1小片、牛蒡少許切片從冷水開始煮，待滾後加入其他食材，再加少許鰹魚粉、味醂、鹽和黑胡椒。

南瓜湯
連皮帶籽南瓜切塊1/3碗，從冷水開始煮，煮滾後撈起以調理機加少許湯或冷開水打成濃泥狀，原鍋滾水中加入食材，煮滾後，倒入南瓜泥湯拌勻，加少許鹽、胡椒調味即可。（南瓜蔬菜湯約100大卡）

義式蔬菜湯
帶皮南瓜切小塊2湯匙、洋蔥與西洋芹切小塊各1～2湯匙，以上三種食材從冷水開始煮，待滾後加入其他食材，熄火前加入義式香料、鹽、黑胡椒，熄火後淋1/4小匙橄欖油。

番茄湯
新鮮番茄1/2～1顆切塊，番茄醬、鹽、黑胡椒各少許，熄火後淋1/4小匙橄欖油。

咖哩湯
咖喱粉半湯匙（購買時請注意成分裡是否有薑黃）、鹽與味醂少許，熄火後淋上1/4小匙橄欖油更美味。

彩色薑黃豆漿鍋
每鍋約100大卡（1.5～2**V**+1**P**）

食用時機

相較蔬菜鍋，豆漿鍋多了蛋白質類（1P），符合用餐的五大需求（健康、輕鬆、快速、方便與美味），很適合每週食用1～2回幫自己清腸胃、補充植物性蛋白質，與平衡這一週吃下的過多熱量，這就是所謂的輕斷食。

食材

如上多種彩虹蔬菜中挑選數種、無糖豆漿200c.c.、少許薑黃粉、鹽與黑胡椒。

做法

如上蔬菜鍋做法，起鍋前調味（加薑黃、胡椒和鹽），熄火後倒入無糖豆漿200c.c.即可。

MEMO

1. 薑黃根據研究有助於抗發炎、抗癌、防失智等，但是薑黃裡面的重要成分薑黃素並不好吸收。實驗發現：豆漿的大豆卵磷脂與胡椒的胡椒素有助於薑黃素吸收。這道薑黃彩色豆漿鍋，這三樣全都有了，因此健康指數破表喔！趕快來試試看。

2. 吃太燙的東西會增加食道癌的風險，忙碌的你，等煮好還要放涼，時間效率不佳。熄火後加無糖豆漿，正好可以降溫，達到適口的溫度，此外，豆漿不再加熱可以保留營養素，也不會變鹹豆漿一般凝結成小塊，美觀又營養。

3. 若想變換造型，可以將豆腐切小丁加入，記得選用盒裝板豆腐，補鈣又衛生安全，享用這一鍋輕斷食兼補鈣，很棒吧！

鮮肉水煎包

1個＝92克（皮82克、肉27克、蔥3克）

＝2C＋0.9P＋1.5O

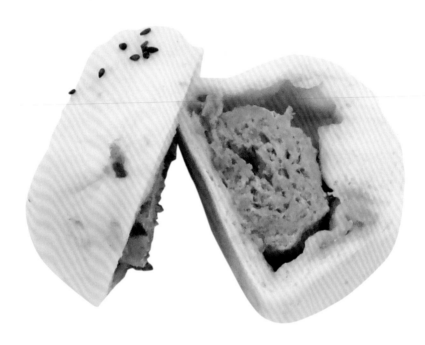

營養標示	
熱量	**274**大卡
醣類	**30**克
蛋白質	**10.3**克
脂肪	**12.5**克
膳食纖維	**1.0**克

? 你知道嗎

➡ 肉包的皮相當於半碗飯的含醣量，且為精緻澱粉，另內餡肉不到1P，故纖維及蛋白質稍嫌不足，可以搭配高纖豆漿與蔬果類。

高麗菜水煎包

1個＝100克（皮82克、高麗菜22克、冬粉11克）

＝2.2C＋0.2V＋1.5O

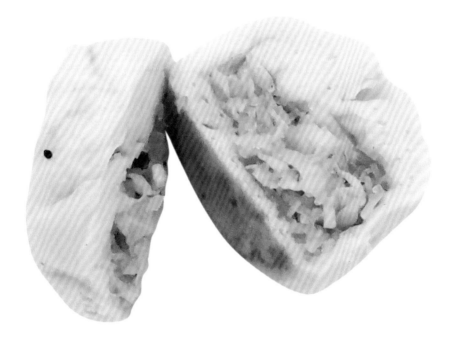

營養標示	
熱量	**227**大卡
醣類	**34**克
蛋白質	**4.6**克
脂肪	**7.5**克
膳食纖維	**1.3**克

你知道嗎

➡ 雖然內餡是蔬菜，但實際的菜量卻只有一小口，吃2顆還不到1份蔬菜，但澱粉類卻吃進了4C，相當於1碗飯，最好再搭配無糖豆漿及水果！

無糖豆漿

1杯＝330c.c.

＝1.7P

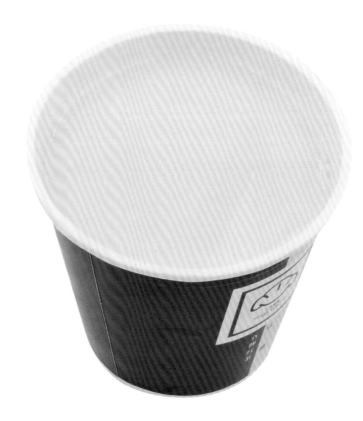

營養標示	
熱量	**128**大卡
醣類	**-**
蛋白質	**11.9**克
脂肪	**8.5**克
膳食纖維	**4.3**克

你知道嗎 ➤ 若選擇加糖的豆漿，熱量至少會多出100卡，最好自己打無糖豆漿，可以連豆渣一起喝下肚，增加纖維攝取量。

山東饅頭

1個＝180克

＝6C

營養標示	
熱量	**444**大卡
醣類	**92.4**克
蛋白質	**14.4**克
脂肪	**2.4**克
膳食纖維	**1.8**克

❓ 你知道嗎

→ 因為比一般饅頭個頭大且紮實，所以吃1顆就相當於吃1.5碗飯！

→ 若做為早餐，澱粉量稍多了點，最好與家人分享，再搭配無糖豆漿及蔬果。

小籠包

一籠8顆＝213克

＝3C＋2P＋3○（P為高脂肉類）

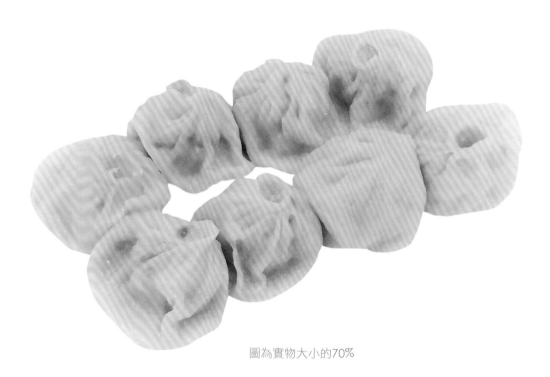

圖為實物大小的70%

營養標示	
熱量	**540**大卡
醣類	**45**克
蛋白質	**20**克
脂肪	**31**克
膳食纖維	**2.0**克

? 你知道嗎

➡ 為達到多汁鮮嫩的口感，常用較肥的高脂肉，製作過程也常會加肉汁凍，因此脂肪量很可觀。

➡ 吃一籠小籠包等於吃七分滿白飯1碗＋2湯匙高脂肉＋1湯匙油。若能加一盤不加肉燥的燙青菜，就可以大大加分喔！

肉包

1個＝（9.5×7.5×4.5cm）＝102克（皮57克、絞肉25克）

$＝2C＋0.8P＋1.5O$

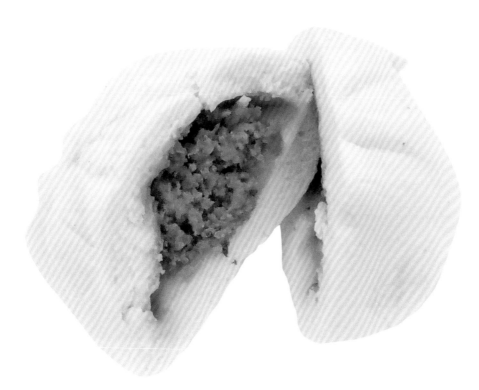

營養標示	
熱量	**268**大卡
醣類	**30**克
蛋白質	**9.6**克
脂肪	**11.5**克
膳食纖維	**0.7**克

你知道嗎

➤ 肉包的皮相當於半碗飯的含醣量，且為精緻澱粉，另內餡肉不到1P，故纖維及蛋白質稍嫌不足，可以搭配高纖豆漿與蔬果類。

菜包

1顆＝（9.5×7.5×4.5cm）＝104克（皮58克，菜46克）

＝2C＋0.5V＋1O

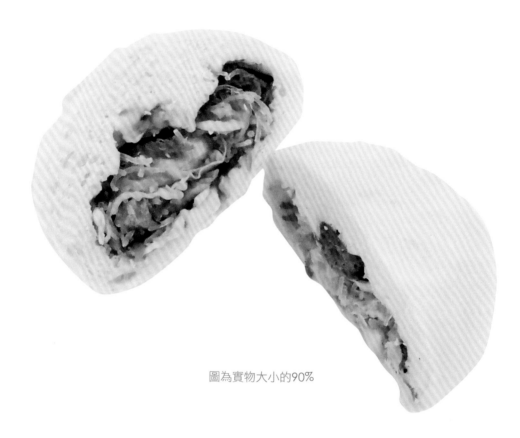

圖為實物大小的90%

營養標示	
熱量	**198**大卡
醣類	**32.5**克
蛋白質	**4.5**克
脂肪	**5**克
膳食纖維	**1.1**克

? 你知道嗎 ➡ 菜包相較於肉包，可以少點油脂，多點纖維，但蛋白質就明顯不足，最好再加顆水煮蛋或來杯無糖豆漿。

蛋餅

1個＝**94**克

＝**2C**＋**1P**＋1.5O

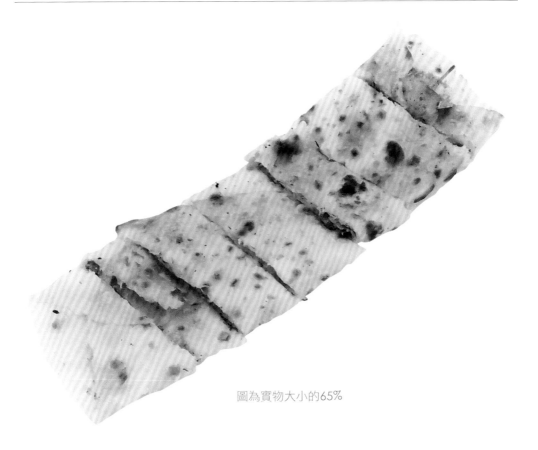

圖為實物大小的65%

營養標示	
熱量	**283**大卡
醣類	**30**克
蛋白質	**11**克
脂肪	**12.5**克
膳食纖維	**0.5**克

你知道嗎

➡ 一份蛋餅等於吃半碗飯＋1顆蛋＋半湯匙的油，如能搭配一杯蔬果汁就太棒了。

飯糰

1個（13×6×4cm）＝193克（糯米140克、肉鬆12克、菜脯10克、油條）
＝4C＋0.5P＋0.2V＋1.5O

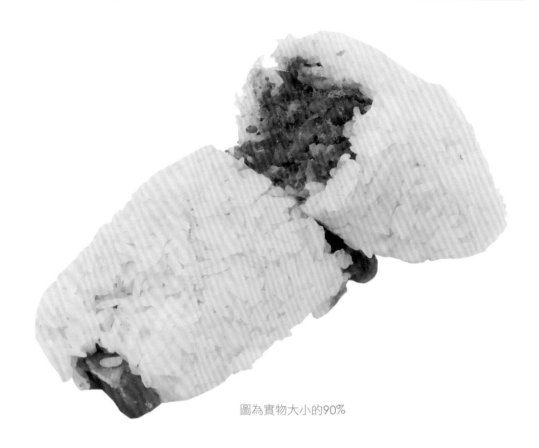

圖為實物大小的90%

營養標示	
熱量	**390**大卡
醣類	**61**克
蛋白質	**11.7**克
脂肪	**10**克
膳食纖維	**2.1**克

? 你知道嗎

➡ 最好選擇紫米飯糰（也是糙米的一種，帶有紫黑色的米糠層），可增加纖維攝取；如果再加半顆滷蛋，等於＋0.5P；如加煎蛋，則＋1P。

漢堡

1份＝178克（麵包76克、荷包蛋44克、肉43克、小黃瓜10克、美乃滋5克）
＝3C＋2.4P＋0.1V＋2O

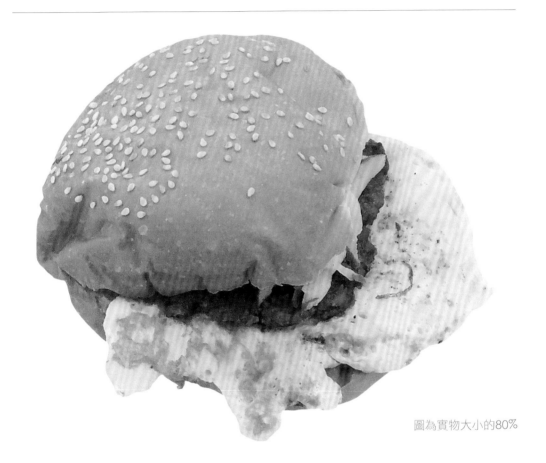

圖為實物大小的80%

營養標示	
熱量	**483**大卡
醣類	**45.5**克
蛋白質	**22.9**克
脂肪	**22**克
膳食纖維	**2.1**克

? 你知道嗎

➡ 煎蛋、煎肉都要油，漢堡包上還要抹美乃滋，小心油脂攝取過量，最好不放美乃滋。

蘿蔔糕

1份＝（10×7×1.5cm 2片）＝201克

＝**4C**＋**1O**

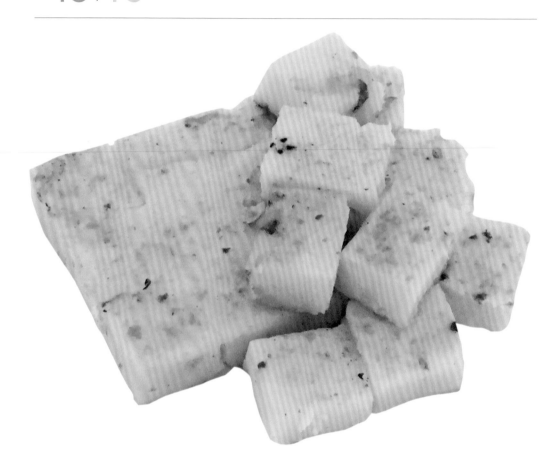

營養標示	
熱量	**325**大卡
醣類	**60**克
蛋白質	**8**克
脂肪	**5**克
膳食纖維	**2**克

? 你知道嗎

➡ 一份蘿蔔糕等於吃1碗飯＋1/3湯匙的油，若能選擇清蒸的蘿蔔糕，則能減少油脂量。

三明治

1個＝119克（吐司68克、肉20克、蛋20克、起司10克、小黃瓜1克）

=2.2C＋1P＋1O＋0.2M

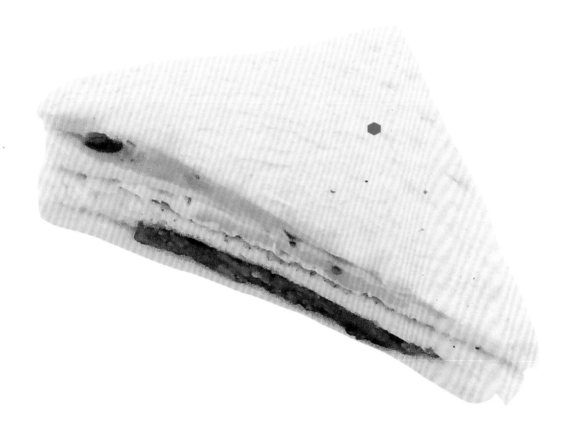

營養標示	
熱量	**312**大卡
醣類	**36**克
蛋白質	**13.7**克
脂肪	**12.1**
膳食纖維	**2**克

你知道嗎

➤ 一般早餐店三明治所用的吐司較薄，且去邊，所以2片吐司才等於吃6分滿的飯，另內容物（蛋、肉）皆減半供應，所以加總才1P。

中杯奶茶

1杯＝330c.c.

＝1.8○ ＋**25**克糖

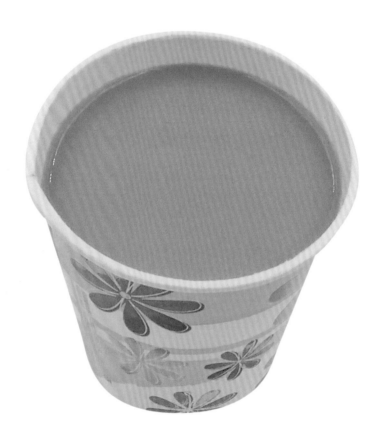

營養標示	
熱量	**181**大卡
醣類	**25**克
蛋白質	-
脂肪	**9**克
膳食纖維	-

❓ 你知道嗎

➡ 奶精不是「奶」，而是氫化植物油及一些添加物（例如：色素、香料、防腐劑等），少喝為妙！

➡ 最好的方式是自行泡紅茶＋低脂鮮奶、且不加糖。

原味貝果

1個＝107克

＝**3.5C**＋**0.1**○＋**2**克糖

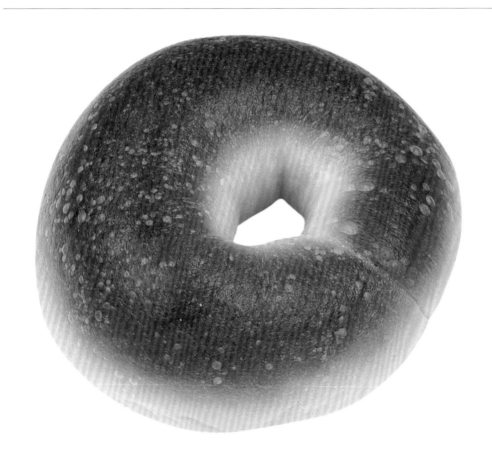

營養標示	
熱量	**258**大卡
醣類	**53.1**克
蛋白質	**9.1**克
脂肪	**1.0**
膳食纖維	**1.3**克

？ 你知道嗎

➤ 在眾多麵包種類中，貝果可算是低油選擇，以原味來說，一個的熱量，相當於接近一碗飯，倘若再加上抹醬或夾餡，自然熱量也會跟著增加，最好加上一些生菜，以補充纖維質。

水餃（高麗菜豬肉）

10顆＝**229**克

＝**3.2C**＋**2P**＋**1V**＋**2O**

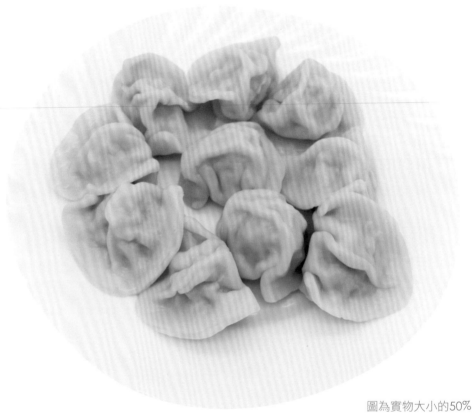

圖為實物大小的50%

營養標示	
熱量	**489**大卡
醣類	**53**克
蛋白質	**21.4**克
脂肪	**20**克
膳食纖維	**2.1**克

? 你知道嗎

➡ 水餃有澱粉、有蛋白質、也有蔬菜，用它解決一餐，方便也算均衡，只是蔬菜較少，可以多加一份燙青菜，記得補個飯後水果就OK啦！

鍋貼

10顆＝240克（皮140克、內餡肉60克、內餡菜45克）
＝3C＋2P＋0.5V＋3O

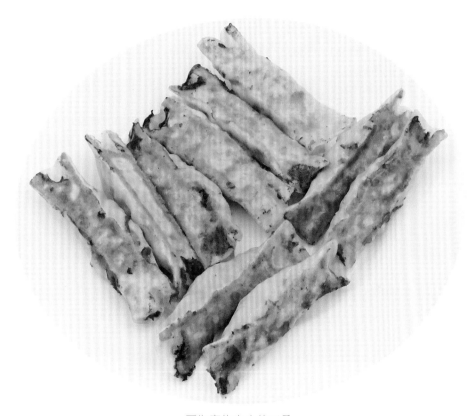

圖為實物大小的50%

營養標示	
熱量	**498**大卡
醣類	**47**克
蛋白質	**19.7**克
脂肪	**24.5**克
膳食纖維	**2.5**克

你知道嗎

➡ 煎炸食物很奸詐，隱藏了很多油脂（相當於喝掉15cc的油）！看似水餃，其實是奸詐水餃，不但高油，內餡的蔬菜也較少，還是淺嚐就好。

➡ 有些鍋貼較大較長，則3C會增加到4C，熱量570大卡，醣類62克。

酸辣湯

1份＝317克（湯（勾芡）210克、豆腐34克、蛋17克、肉絲2克、菜54克）

＝0.5C＋0.5P＋0.5V＋0.5O

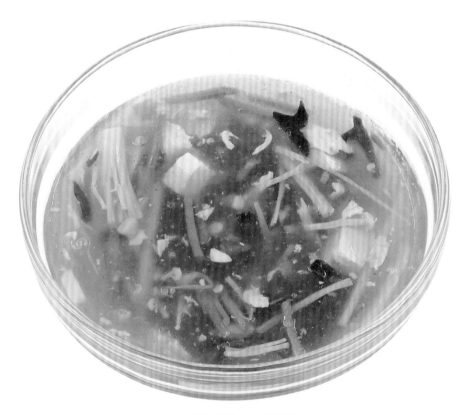

圖為實物大小的85%

營養標示	
熱量	**130**大卡
醣類	**10**克
蛋白質	**7.1**克
脂肪	**6.5**克
膳食纖維	**0.6**克

你知道嗎

➡ 勾芡會用太白粉或地瓜粉，也是屬於C，喝越多羹湯，主食（澱粉類）就要隨之減量才好，尤其糖尿病友更要精算C的份量。

大餛飩（鮮肉）

5顆＝**252**克

＝**2C＋2P＋**1○

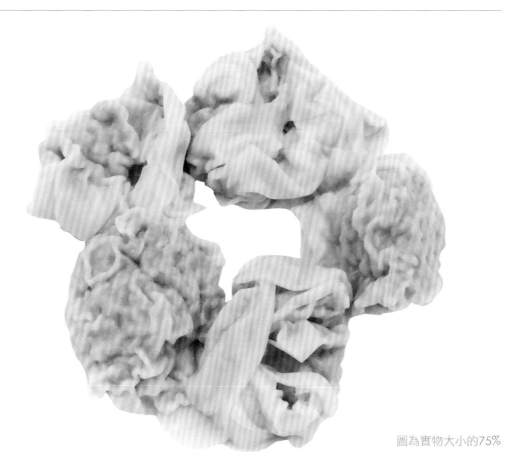

圖為實物大小的75%

營養標示	
熱量	**335**大卡
醣類	**30**克
蛋白質	**18**克
脂肪	**15**克
膳食纖維	**1.5**克

? 你知道嗎

➡ 大餛飩餡多皮薄，所以吃一份5顆就相當於吃半碗飯（2C）＋半碗肉（2P）的份量，若要再搭配一碗麵（3～4C）作為一餐，小心該餐的C爆量喔！

小餛飩（鮮肉）

6顆＝**174**克

＝**1.5C**＋**1P**＋**1O**

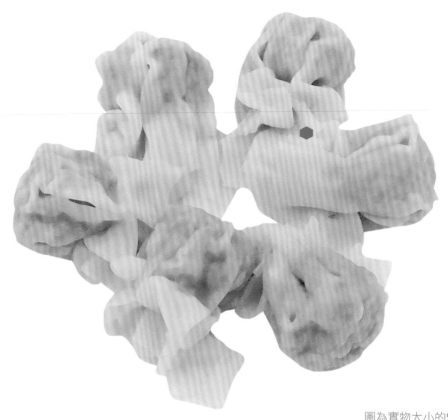

圖為實物大小的90%

營養標示	
熱量	**225**大卡
醣類	**22.5**克
蛋白質	**10**克
脂肪	**10**克
膳食纖維	**1**克

？ 你知道嗎

➜ 小餛飩通常用於煮湯或是作紅油抄手，兩相比較的話，煮湯較低油，但兩者都同樣缺乏蔬菜，最好加點一份燙青菜以補充纖維。

乾麵

1份＝362克（麵320克、肉燥30克、菜12克）

$$= 4C + 1P + 0.1V + 2O$$

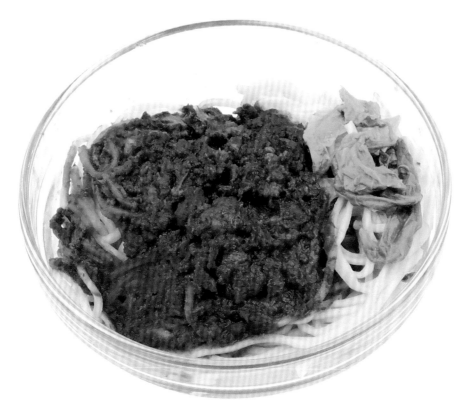

圖為實物大小的85%

營養標示	
熱量	**450**大卡
醣類	**60.5**克
蛋白質	**15.1**克
脂肪	**15**克
膳食纖維	**1.3**克

你知道嗎

➡ 以一碗乾麵作為正餐，C夠了，相當於吃一碗飯（4C），但是蛋白質就不太夠，最佳組合是乾麵＋1顆滷蛋＋1份燙青菜，如此便能吃得更均衡。

麻醬麵

1份＝288克

＝4C＋0.1V＋4O

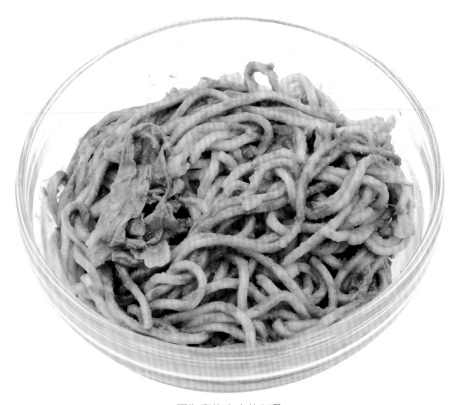

圖為實物大小的85%

營養標示	
熱量	**463**大卡
醣類	**60.5**克
蛋白質	**8.1**克
脂肪	**20**克
膳食纖維	**1.2**克

？ 你知道嗎

➡ 麻醬的材料有芝麻、花生、油等，這些都是油脂類，所以一碗麻醬麵的熱量不容小覷，相當於吃1碗飯（4C）＋20cc的油（4O）！

牛肉麵

1份＝760克（麵256克、肉54克、菜10克、牛肉湯440克）

=4C＋1.7P＋0.1V＋1O

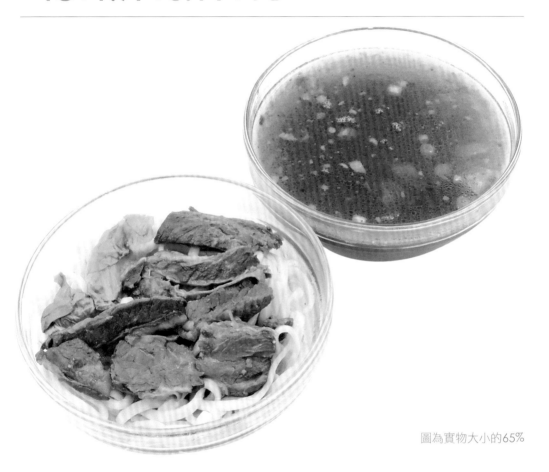

圖為實物大小的65%

營養標示	
熱量	**478**大卡
醣類	**60.5**克
蛋白質	**22.1**克
脂肪	**13.5**克
膳食纖維	**1.3**克

? 你知道嗎 ➜ 牛肉麵的C及P以一餐來看是剛好的，但蔬菜就只有少少一口，所以配菜最好來盤青菜，不要再點滷蛋、花干等高蛋白食物，否則會不小心吃成大魚大肉了。

燙青菜

1份 = 131克

= 1.5V + 1O

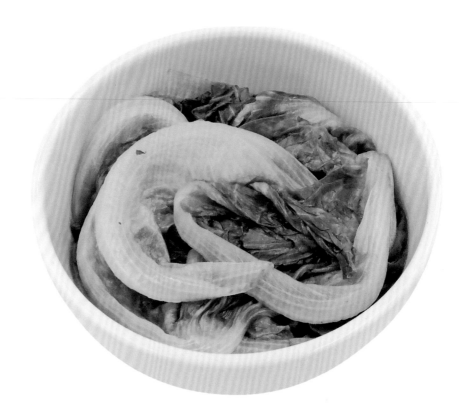

營養標示	
熱量	**83**大卡
醣類	**7.5**克
蛋白質	**1.5**克
脂肪	**5**克
膳食纖維	**1.8**克

你知道嗎

➡ 燙青菜若有加肉燥，多數為肥肉，所以要再額外＋0.5P＋1O，最好是清燙加點醬油即可，把油脂的「扣達」留著給好油，例如：堅果類。

貢丸湯

1份＝**428**克（貢丸**50**克、菜**8**克、湯**370**克）

＝**1P**＋0.5O

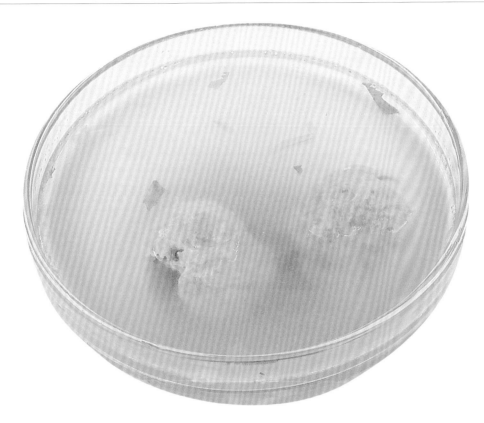

圖為實物大小的85%

營養標示	
熱量	**98**大卡
醣類	-
蛋白質	**7**克
脂肪	**7.5**克
膳食纖維	**0.1**克

你知道嗎

➤ 貢丸本身就夠「油」了，光是隱藏的油脂量就佔了總熱量70%，所以煮湯不用額外加油就可看到油光閃閃了。

滷肉飯

1份＝290克（飯260克、肉燥30克）

＝6.5C＋0.6P＋3O

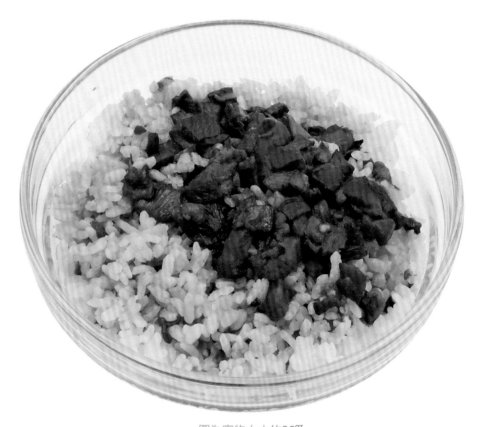

圖為實物大小的85%

營養標示	
熱量	**635**大卡
醣類	**97.5**克
蛋白質	**17.2**克
脂肪	**18**克
膳食纖維	**0.5**克

？ 你知道嗎

➡ 看似白飯＋肉燥而已，但熱量卻比單純白飯多了1倍以上，因為肉燥多為肥肉，且米飯壓得較緊實，吃一碗滷肉飯相當於吃一顆山東饅頭（6C）＋15cc的油（3O）。

肉羹麵

1份＝664克（麵145克、肉羹62克、豆芽菜32克、九層塔6克、湯419克）

=3C＋1.5P＋0.4V＋1○

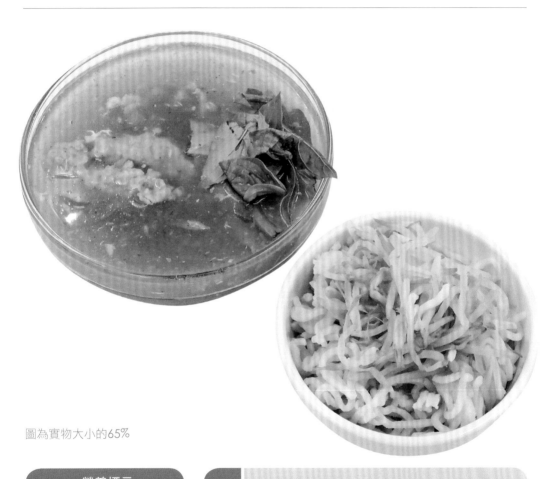

圖為實物大小的65%

營養標示	
熱量	**378**大卡
醣類	**47**克
蛋白質	**16.9**克
脂肪	**12.5**克
膳食纖維	**1.2**克

？ 你知道嗎

➡ 肉羹麵裡的麵量不算多，但羹湯有勾芡，所以加總來看，C仍有3份，相當於吃3/4碗飯喔！

涼麵

1份＝300克（麵180克、菜20克、醬100克）

＝3C＋0.2P＋4○

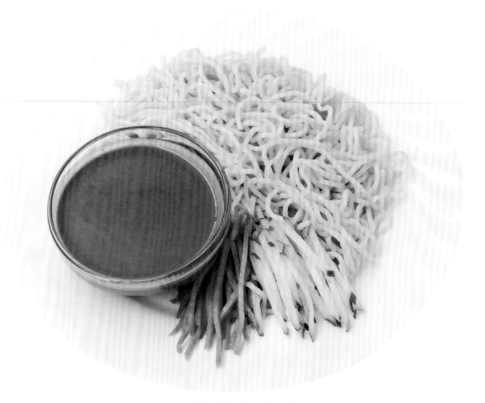

圖為實物大小的50%

營養標示	
熱量	**395**大卡
醣類	**46**克
蛋白質	**6.2**克
脂肪	**20**克
膳食纖維	**1.1**克

？ 你知道嗎

➡ 涼麵和麻醬麵大同小異，都要留意隱藏油量，高油的來源就是醬汁，其材料有堅果、油等，同屬油脂類，所以一份涼麵的含油量可高達20cc之多。

豆皮壽司

3個＝150克

=3C＋1P＋1O

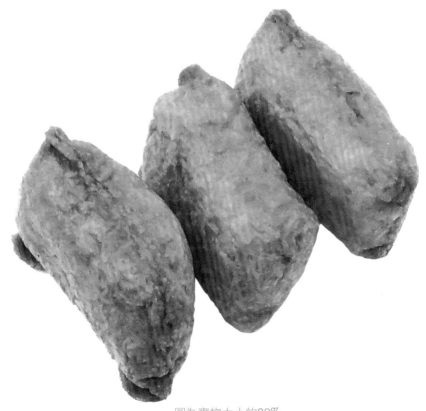

圖為實物大小的90%

營養標示	
熱量	**330**大卡
醣類	**45**克
蛋白質	**13**克
脂肪	**45**克
膳食纖維	**1**克

? 你知道嗎

➡ 豆皮壽司不僅僅只有澱粉，還有蛋白質，外層的豆皮就是蛋白質來源，吃3個豆皮壽司就等於吃3/4碗飯＋1湯匙肉＋5cc的油。

海苔壽司

1份（2捲）＝217克（飯148克、肉鬆33克、海苔14克、小黃瓜16克、醃黃瓜6克）＝4C＋1.5P＋0.4V

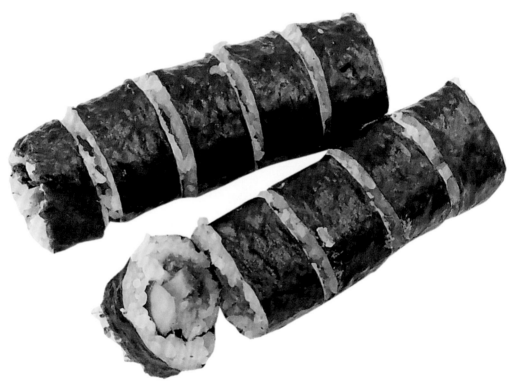

圖為實物大小的90%

營養標示	
熱量	**403**大卡
醣類	**62**克
蛋白質	**18.9**克
脂肪	**7.5**克
膳食纖維	**3.9**克

你知道嗎

➡ 海苔壽司是低油飲食的好選擇，但裡頭所含蔬菜仍偏少，吃一盒仍不到半份蔬菜，最好再搭配燙青菜或一個大番茄，若是自己包，還可將白米換成糙米，更添營養。

味噌湯

1碗＝**260**克（海帶芽**7**克、蔥花**3**克、豆腐**20**克）

＝**0.2P**＋**0.1V**

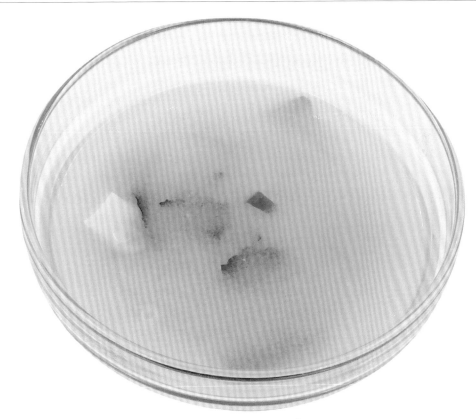

圖為實物大小的85%

營養標示	
熱量	**18**大卡
醣類	**0.5**克
蛋白質	**1.5**克
脂肪	**2**克
膳食纖維	**0.6**克

? 你知道嗎

➜ 味噌所含的鈉不容小覷，高血壓、腎臟病友須特別控制攝取量；研究發現，每天喝3碗以上的人，比起一天只喝少量者，罹患胃癌的機率高出6成，可能與長期吃重鹹有關，鈉攝取太多易破壞胃黏膜進而誘發腫瘤生長，因此吃味噌一定要限量供應。

肉粽

一顆＝173克（糯米140克、栗子4克、香菇1克、蛋黃3克、滷豬肉25克）
＝4C＋1P＋2O

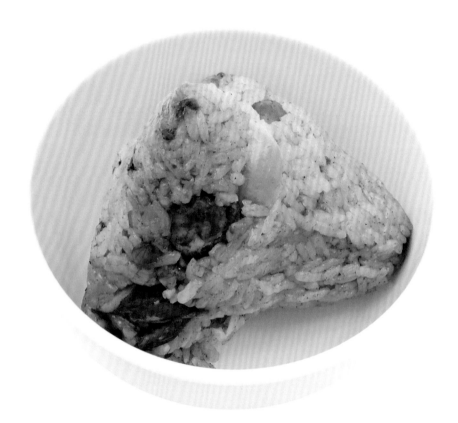

營養標示	
熱量	**445**大卡
醣類	**60**克
蛋白質	**15**克
脂肪	**15**克
膳食纖維	**0.8**克

？ 你知道嗎

➡ 一顆紮實的中型粽子相當於吃1碗飯＋1湯匙肉＋10cc油，熱量超過400大卡，若一餐吃2顆粽子，熱量恐近千，且蔬菜量普遍不夠，加上糯米較難消化，建議一餐以1顆為限，再搭配蔬菜水果，便能吃得更均衡。

甜不辣

一盤＝**228**克

＝**3C**＋**2P**＋**0.2V**＋**2O**

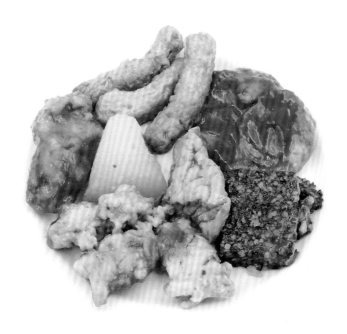

圖為實物大小的50%

營養標示	
熱量	**455**大卡
醣類	**46**克
蛋白質	**20.2**克
脂肪	**20**克
膳食纖維	**0.8**克

？你知道嗎

➡ 甜不辣的成分有魚漿、有澱粉，再經油炸定型，所以淺藏油脂不少，吃一份就相當於3/4碗飯＋半碗肉＋10cc油，絕對不只是「小」吃而已。

大腸麵線（小碗）

1份＝295克（麵線271克、大腸23克、香菜1克）

＝3C＋0.3P＋1O

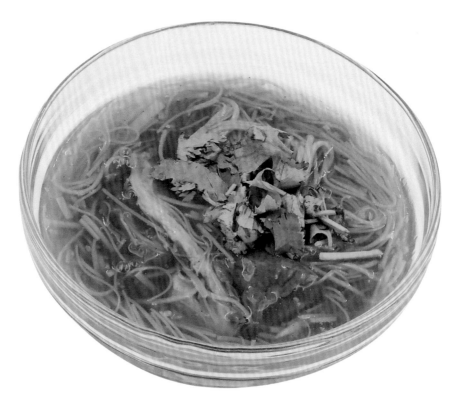

圖為實物大小的85%

營養標示	
熱量	**278**大卡
醣類	**45**克
蛋白質	**8.1**克
脂肪	**6.5**克
膳食纖維	**5**克

你知道嗎

➡ 麵線就如同羹麵，都需要勾芡，所以一碗的澱粉至少等同吃3/4碗飯，再來就看各店家所加的「料」，P的份量則會有所差異，但只吃一碗麵線抵一餐，還是不夠均衡，最好能搭配蔬果。

清蒸肉圓

1份2顆＝326克（皮84克*2顆、肉19克*2顆、筍5克*2顆、醬共110克）

$$=4C+1.2P+0.1V+1O$$

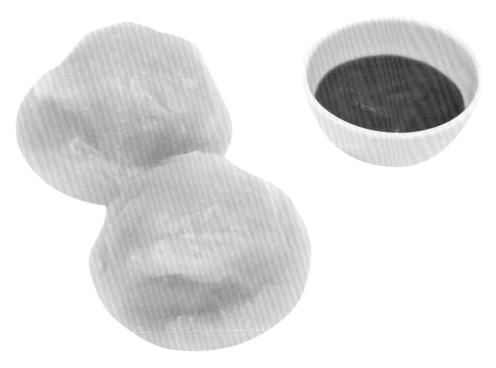

圖為實物大小的80%

營養標示	
熱量	**418**大卡
醣類	**60.5**克
蛋白質	**16.5**克
脂肪	**11**克
膳食纖維	**1**克

你知道嗎

➡ 若選購「炸」肉圓，會吸附很高的油脂，最好改選清蒸的，不過內餡的肥肉比例不少，飽和脂肪偏高，吃一份清蒸肉圓等於吃1碗飯＋1大匙肉＋5cc油，若是高血壓病友，請避免過多醬料，以免吃得重鹹。

排骨便當

1份＝499克（飯233克、排骨82克、豆腐64克、小白菜60克、紅蘿蔔絲52克、蛋8克）

＝5C＋3.5P＋1V＋3~4O

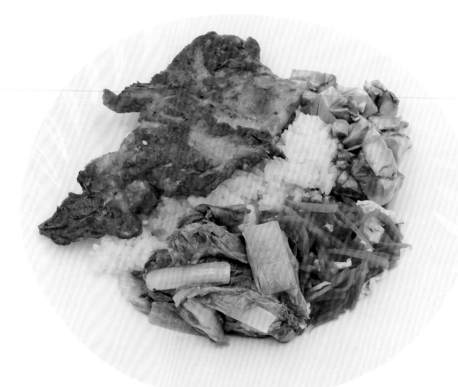

圖為實物大小的50%

營養標示	
熱量	**818**大卡
醣類	**80**克
蛋白質	**35.5**克
脂肪	**32.5-37.5**克
膳食纖維	**2.7**克

？ 你知道嗎

➡ 便當是外食的熱門選項之一，但選錯就會踩到熱量地雷。以炸排骨來說，若是有裹粉的，其吸油量相當驚人，再加上配菜的烹調用油，最高可累計為4O（＝20cc油），最好改成滷排骨，配菜則以少油的蔬菜為主。

炸雞腿便當

1份＝515克（飯225克、雞腿145克、滷肉3克、豆腐57克、豆干33克、韭菜8克、筍絲44克）

$=5C+4P+1V+3\sim4O$

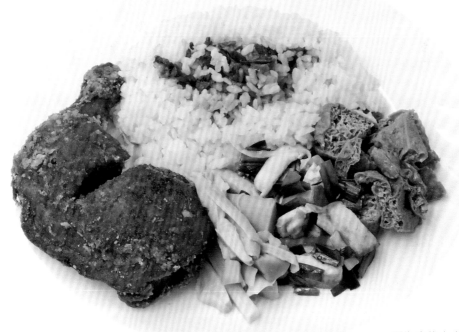

圖為實物大小的50%

營養標示	
熱量	**855**大卡
醣類	**80**克
蛋白質	**39**克
脂肪	**35**克
膳食纖維	**2.3**克

❓ 你知道嗎

➡ 一個炸雞腿便當的熱量就高達800卡，其中大雞腿＋配菜的豆製品或蛋，就等於吃3.5P，對很多人來說已是整天P額度的一半以上，建議改點選滷棒棒腿（2P），並搭配蔬果類，才能避免吃得過於大魚大肉（過多P）。

小火鍋（豬肉）

1份＝王子麵50克、蔬菜210克、米血22克、甜不辣12克、南瓜29克、豆皮5克、豆腐18克、燕餃13克、梅花豬肉片98克

＝3C＋3P＋2V＋1～3O

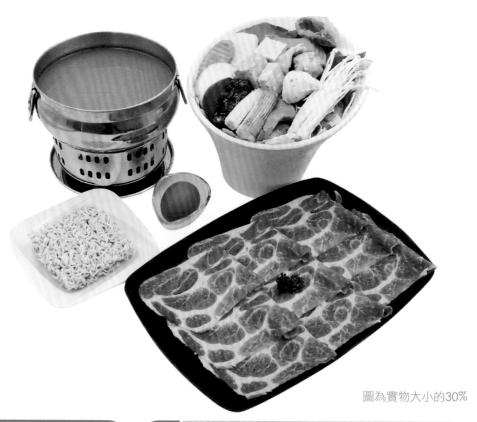

圖為實物大小的30%

營養標示	
熱量	**620**大卡
醣類	**55**克
蛋白質	**29**克
脂肪	**20-3**克
膳食纖維	**5.5**克

❓ 你知道嗎 ➡ 以外食來說，火鍋是不錯的選擇，可以吃到較多的蔬菜，若是單純涮著吃，或是沾點醬油，都能算得上「低油」，但如果喜歡沙茶醬或是加王子麵的朋友，就會多吃了至少10cc的油；此外，丸子、餃子類等加工品，若能換成蔬菜會更好。

水煮便當（雞胸）

1個＝561克（紫米飯176克、雞胸肉132克、高麗菜103克、綠花椰62克、小黃瓜41克、地瓜25克、水煮蛋22克）

＝4.8C＋5P＋2V

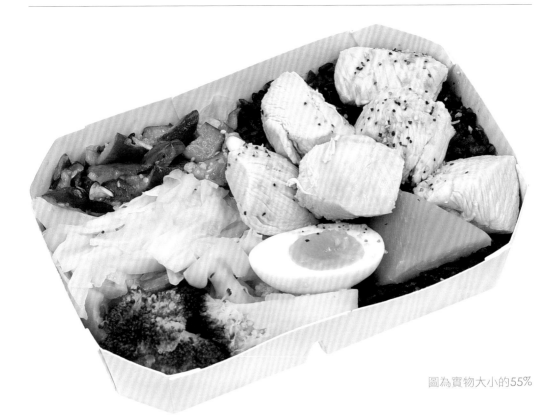

圖為實物大小的55%

營養標示	
熱量	**586**大卡
醣類	**82**克
蛋白質	**46.2**克
脂肪	**8.2**克
膳食纖維	**6.7**克

？ 你知道嗎

隨著國人養生觀念提升，水煮便當越來越常見，以外食來說的確是個好選擇，有雜糧飯，有多種水煮蔬菜，高纖又低油，唯獨要留意主菜的肉稍多了點，若是有腎臟病等須限制蛋白質攝取者，最好先諮詢營養師，了解自身的目標份量後再行購買。

鐵板牛排

1份＝413克（麵211克、牛排80克、蛋51克、洋蔥20克、玉米筍12克、紅蘿蔔10克、花椰菜11克、香蒜吐司18克、蘑菇醬13克）

$$=5.3C+3.3P+0.5V+3O$$

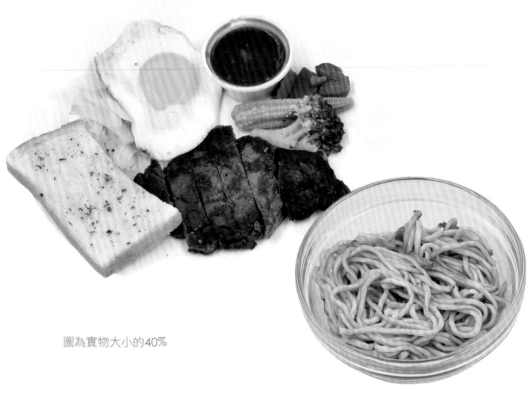

圖為實物大小的40%

營養標示	
熱量	**756**大卡
醣類	**81.3**克
蛋白質	**36.9**克
脂肪	**31.4**克
膳食纖維	**2.9**克

你知道嗎

這是很多人愛吃的平民美食，但畢竟是煎的食物，且可能會用人造奶油，不論是煎牛排或抹麵包，又或是玉米濃湯，加上牛排本身的油脂，容易一餐吃下過多的飽和脂肪，建議搭配生菜沙拉，且要選擇較低油的和風淋醬以補充纖維。

蔬菜比薩（薄皮）

1片＝51克（皮23克、玉米3克、豌豆3克、蘑菇5克、鳳梨5克、起司12克）

$$=1C+0.2V+1O+0.2M$$

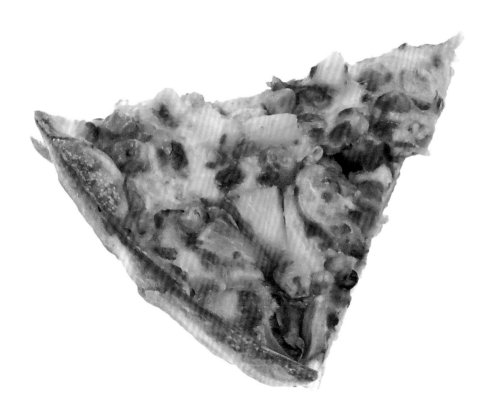

營養標示	
熱量	**150**大卡
醣類	**19**克
蛋白質	**3.9**克
脂肪	**6.6**克
膳食纖維	**1**克

？ 你知道嗎

➡ 披薩的熱量多寡，要看餅皮的厚薄及使用的配料，它可以是營養均衡，也可能是減肥陷阱；另外，番茄醬和起司的含鈉量不少，高血壓病友要留意攝取量。

夏威夷比薩（厚皮）

1片＝108克（皮62克、火腿20克、鳳梨12克、起司14克）

＝2C＋0.5P＋0.1F＋1O＋0.2M

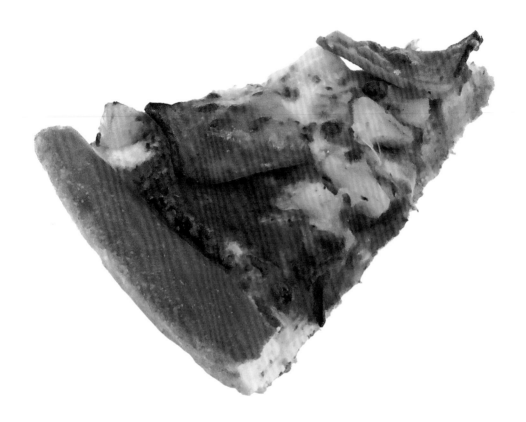

營養標示	
熱量	**259**大卡
醣類	**34.5**克
蛋白質	**9.1**克
脂肪	**9.1**克
膳食纖維	**2.1**克

? 你知道嗎

➔ 夏威夷是熱門披薩選項，但其上面的配料不多，所以吃披薩主要是吃澱粉＋油脂，一片等於半碗飯＋5cc油，還有，要留意披薩配料常有「加工肉品」，例如：火腿、培根等，是一道健康陷阱題！

肉醬義大利麵

1份＝**407**克（ 麵體**225**克、肉**15**克、菜**10**克、醬**157**克）

=**5**C+**0.5**P+**0.1**V+**2**O

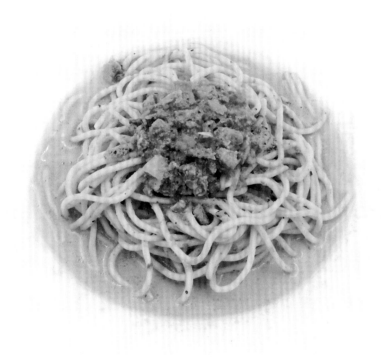

圖為實物大小的50%

營養標示	
熱量	**480**大卡
醣類	**75.5**克
蛋白質	**13.6**克
脂肪	**12.5**克
膳食纖維	**3.6**克

? 你知道嗎

➡ 一份肉醬義大利麵相當於吃1又1/4碗飯＋半匙肉＋10cc油，蔬菜少之又少，最好能搭配蔬果一起吃，會更均衡、有飽足感喔！

玉米濃湯

1份＝**242**克（玉米**20**克、培根**2**克、湯**220**克）

＝**1.5C**＋**1O**

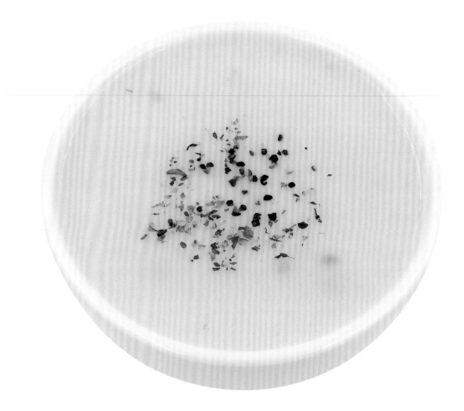

營養標示	
熱量	**150**大卡
醣類	**22.5**克
蛋白質	**3**克
脂肪	**5**克
膳食纖維	**1**克

? 你知道嗎

➡ 雖然是小小一杯濃湯，但要煮出濃稠感，勢必要有澱粉的存在，再加上湯裡的玉米粒（也是C），一碗就接近半碗飯＋5cc的油。

日式炸豬排定食

1份＝483克（白飯200克、豬排145克（外皮55克＋肉90克）、高麗菜絲56克、和風沙拉醬10克、牛蒡絲64克、海帶絲24克）

＝**6.5C**＋**2.7P**＋**1.4V**＋**3O**＋**5**克糖

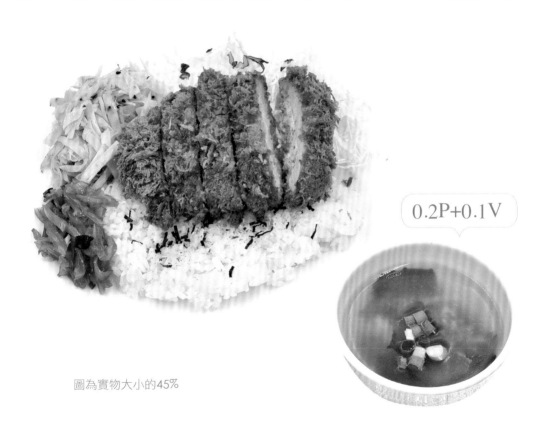

0.2P+0.1V

圖為實物大小的45%

營養標示	
熱量	**820**卡
醣類	**111.0**克
蛋白質	**28.8**克
脂肪	**29.1**克
膳食纖維	**6.0**克

? 你知道嗎

→ 套餐飯量已超過一碗飯，加上炸豬排外層裹粉，一餐澱粉容易爆表，且裹粉後的炸豬排吸附很多油，而配菜中的高麗菜絲看似體積大，容易給人假象，以為自己吃下很多菜但其實不然，別忘記加一份蔬菜，如牛蒡絲就是一個高纖好選擇。

茶碗蒸

1個＝125克（蒸蛋115克、魚板5克、扇貝3克、香菇2克）

＝1P＋**2.5**克糖

營養標示	
熱量	**85**卡
醣類	**2.7**克
蛋白質	**7.2**克
脂肪	**5.0**克
膳食纖維	**0.1**克

你知道嗎 ➡ 茶碗蒸就是蒸蛋，多數消費者看到「蒸」的，就會與健康畫上等號，如若是購買包裝食品類的茶碗蒸，不妨先看看外包裝的標示，仔細觀察會發現有不少添加物喔～因此盡量選擇成分越單純的越好。

玉子燒壽司

1個＝30克（白飯18克、玉子燒12克、海苔0.5克）

＝0.6C＋0.2P＋0.2O＋**0.5**克糖

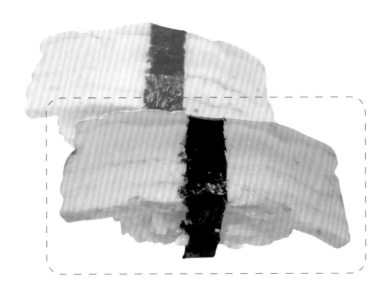

營養標示（一個）	
熱量	**68**卡
醣類	**9.5**克
蛋白質	**2**克
脂肪	**2**克
膳食纖維	-克

你知道嗎

➡ 玉子燒不僅僅是煎蛋而已，還加了糖、油做調味，也加了澱粉增加Q嫩口感，看似簡單，卻不單純呢！而這也造就出不算低的熱量，相較其他生魚片握壽司，可是多出3成的熱量。

鮭魚壽司

1個＝27克（白飯18克、鮭魚9克）

＝0.5C＋0.3P

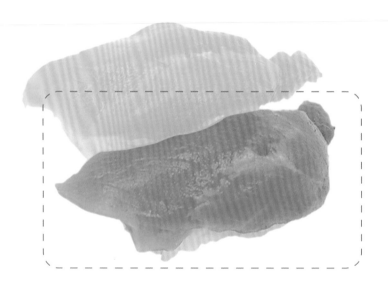

營養標示（一個）	
熱量	**52**卡
醣類	**7.4**克
蛋白質	**2.3**克
脂肪	**1.4**克
膳食纖維	**0.1**克

？ 你知道嗎

➥ 壽司製作過程不需加油，但因為體積小小一個，容易不知不覺吃下很多，其實吃2個也有1/4碗飯量，另外容易忽略蔬菜的攝取，可以加點：花椰菜、秋葵、玉米筍、海帶芽，以增加纖維。

鮪魚壽司

1個＝28克（白飯18克、鮪魚10克）

＝0.5C＋0.4P

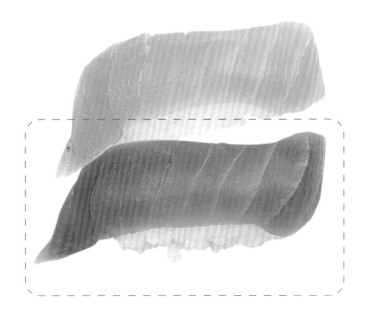

營養標示（一個）	
熱量	**42**卡
醣類	**7.4**克
蛋白質	**2.9**克
脂肪	**0.1**克
膳食纖維	**0.1**克

❓ 你知道嗎

➡ 吃生魚片握壽司需要注意新鮮度，尤其在炎熱的夏天，不要在室溫下存放超過半小時，以免細菌孳生，引起食物中毒。另外，沾醬油要酌量取用，以免吃下過多的鈉。

蒲燒鯛魚壽司

1個＝33克（白飯18克、蒲燒鯛14克、海苔0.5克）

＝0.5C＋0.4P

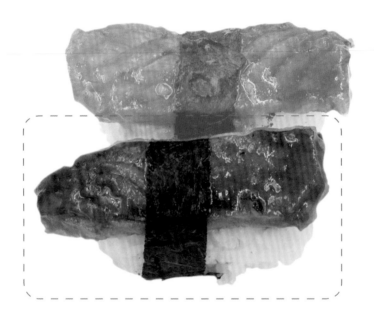

營養標示（一個）	
熱量	**50**卡
醣類	**7.8**克
蛋白質	**3.5**克
脂肪	**0.5**克
膳食纖維	**0.2**克

你知道嗎

➜ 蒲燒鯛魚或鰻魚皆已沾附醬汁，口味稍微重鹹，可搭配嫩薑及綠茶一起食用，一來可增加纖維攝取，二來可沖淡鹹味，畢竟壽司為精緻澱粉白飯，還是要搭配蔬菜一起吃才能兼顧均衡喔。

鮮蝦壽司

1個＝21克（白飯16克、蝦6克）

=0.4C+0.2P

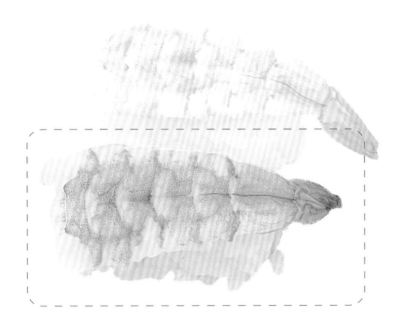

營養標示（一個）	
熱量	**34**卡
醣類	**6.6**克
蛋白質	**1.6**克
脂肪	**0.1**克
膳食纖維	**0.1**克

你知道嗎

➡ 蝦壽司上面的蝦子，看似有一隻蝦，其實不然，大約要吃五個蝦壽司，才會等同於吃到一份蛋白質（1P），但當你吃下五個壽司時，飯量已經來到半碗了。

鮭魚子壽司

1個＝24克（白飯17克、鮭魚子5克、海苔1克、小黃瓜1克）

＝0.5C＋0.3P

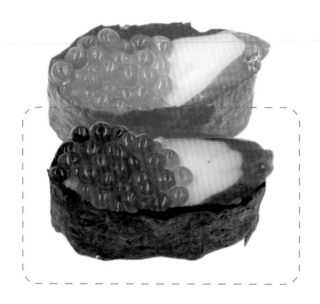

營養標示（一個）	
熱量	**45**卡
醣類	**7.6**克
蛋白質	**2.4**克
脂肪	**0.5**克
膳食纖維	**0.4**克

你知道嗎

➡ 鮭魚子本身不需任何調味，它自帶鹹味，意思就是鈉含量不低，所以吃這類的壽司，要限量攝取，最好搭配其他口味較清淡的壽司，以免一餐吃下過多的隱藏鹽分。

韓式豆腐鍋

1份＝1030克（白飯213克、蛋53克、水晶餃25克、燕餃18克、魚餃18克、魚丸12克、小貢丸10克、年糕70克、豆腐60克、豆芽菜60克、泡菜22克、冬粉100克、湯370克）

$$=10C+2.3P+0.8V+1O$$

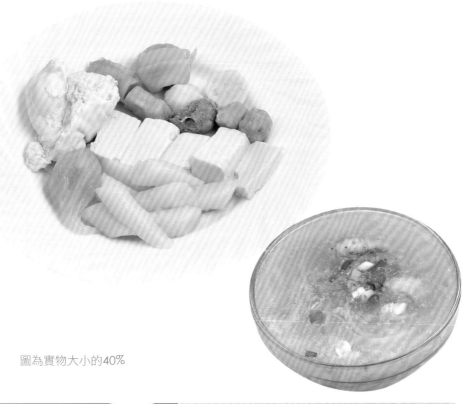

圖為實物大小的40%

營養標示	
熱量	**940**卡
醣類	**160.4**克
蛋白質	**28.7**克
脂肪	**20.4**克
膳食纖維	**3.9**克

你知道嗎

➡ 韓式豆腐鍋已有冬粉及年糕，都屬精緻澱粉，再加上附一碗白飯，若全部吃下肚，澱粉量高達10C，等同吃了兩碗半的飯，相當可觀，糖尿病友要留意份量！另一鍋的蔬菜量加起來不到一份（1V），纖維有限，最好在購買時向店家增購蔬菜。

辣炒年糕（豬肉）

1份＝472.5克（年糕219克、洋蔥77克、豬肉96克、醬80克、芝麻0.5克）

＝7C＋2.5P＋0.8V＋1O

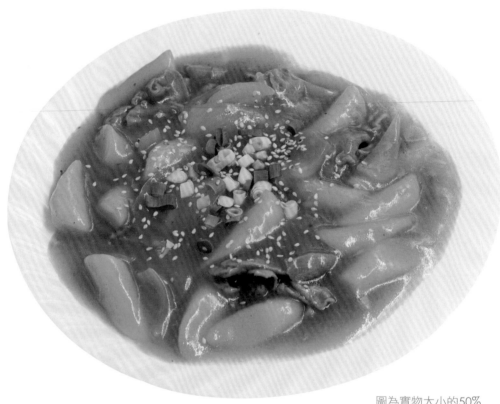

圖為實物大小的50%

營養標示	
熱量	**702**卡
醣類	**119.0**克
蛋白質	**31.4**克
脂肪	**11.1**克
膳食纖維	**2.4**克

你知道嗎

➡ 年糕質地非常扎實，頗有重量，所含澱粉不少，再加上勾芡的粉漿，一份的韓式年糕澱粉高達7C，接近兩碗飯的量，而當中的蔬菜僅有洋蔥，缺乏多樣性，最好能再搭配高纖的韓式小菜，如：黃豆芽、海帶芽等。

海鮮煎餅

2片＝107克（餅皮80克、蝦仁15克、花枝10克、青菜2克）

＝2C＋0.8P＋1O

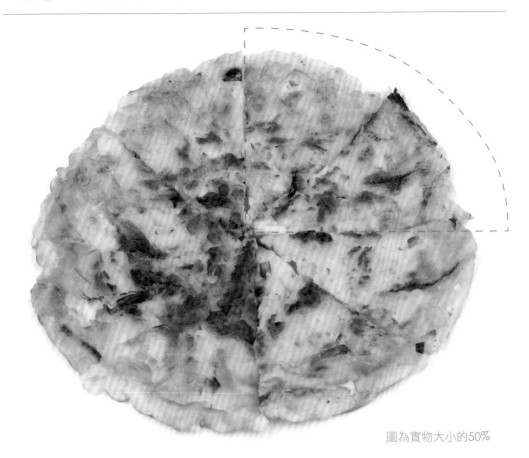

圖為實物大小的50%

營養標示（2片）	
熱量	**227**卡
醣類	**34.0**克
蛋白質	**9.7**克
脂肪	**5.8**克
膳食纖維	**0.9**克

? 你知道嗎

➡ 海鮮煎餅光看名字，以為海鮮較健康，但成分以澱粉為主，加上用煎的，易吸附油脂，吃2片，等於吃下半碗飯加上一茶匙油，若是吃下整份煎餅（8片），就等於吃下兩碗飯，加四茶匙油，熱量可觀，最好採多人分享，以免吃下過多油脂及熱量。

石鍋拌飯

1份＝473克（豬肉48克、黃豆芽60克、木耳20克、紅蘿蔔絲15克、白蘿蔔絲15克、蛋50克、白飯270克）

$$=7C+2.3P+1.1V+1.5O$$

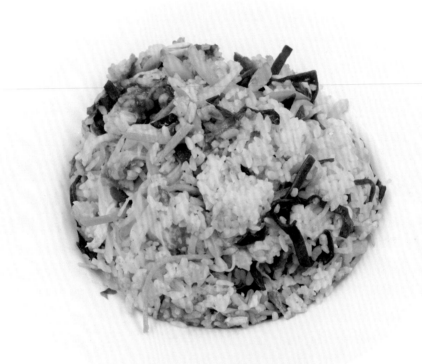

圖為實物大小的50%

營養標示	
熱量	**797**卡
醣類	**116.8**克
蛋白質	**26.2**克
脂肪	**25**克
膳食纖維	**5.2**克

你知道嗎 ❓ ➡ 石鍋拌飯的優點是有五顏六色的蔬菜，不過就份量來看，卻只有一份菜（1.1V），稍嫌不足，另外，它所含的飯量高達7C，已快接近兩碗飯，最好在點餐時，請店家改成飯減量，菜增量。

打拋豬飯

1份＝**539**克（白飯**304**克、荷包蛋**49**克、花椰菜**34**克、玉米筍**17**克、紅白蘿蔔絲**30**克、九層塔**7**克、四季豆末**18**克、豬肉末**81**克）

＝**7.5C**＋**3.2P**＋**1V**＋**2O**

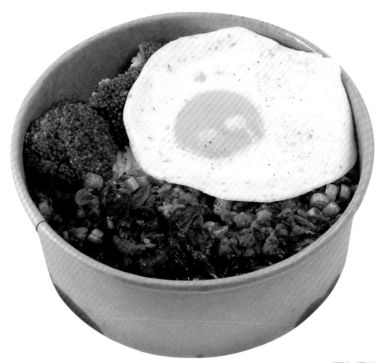

圖為實物大小的67%

營養標示	
熱量	**880**卡
醣類	**131.2**克
蛋白質	**32.5**克
脂肪	**25.0**克
膳食纖維	**4.0**克

你知道嗎

→ 打拋豬的絞肉，再加上荷包蛋，已達3P以上，若依每日飲食指南中豆魚蛋肉的建議量為3到8份，一份打拋豬便當就已達半量，且口味非常下飯，容易吃下過多澱粉，而店家所供應的飯量高達兩碗飯，糖尿病友要留意攝取飯量。

綠咖哩雞飯

1份＝619克（白飯270克、花椰菜26克、玉米筍13克、紅白蘿蔔絲23克、雞胸肉76克、杏鮑菇13克、美白菇6克、月桂葉1克、咖哩醬汁191克）

＝**6.7C**＋**2P**＋**0.8V**＋**3**克糖

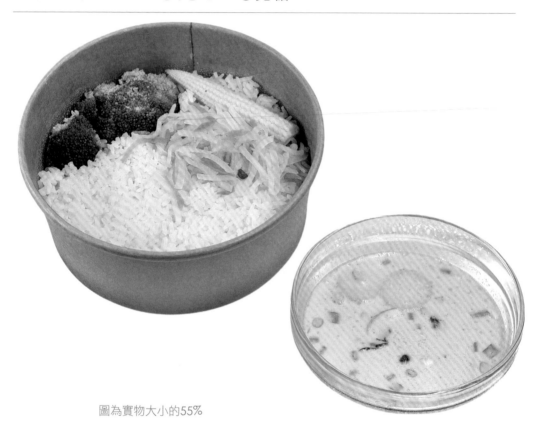

圖為實物大小的55%

營養標示	
熱量	**728**卡
醣類	**122.8**克
蛋白質	**27.7**克
脂肪	**14**克
膳食纖維	**3.3**克

? 你知道嗎

➡ 綠咖哩帶辣味，又含眾多辛香料，容易激發食慾大開，一不小心白飯就會吃太多，最好改成飯減量1/3，並增加花椰菜、紅蘿蔔等蔬菜，如此同樣可享受咖哩的風味，又能增加纖維的攝取。

酸辣海鮮麵

1份＝1001克（湯617克、泡麵247克、大番茄15克、玉米筍15克、花椰菜16克、杏鮑菇13克、南薑5克、香茅2克、美白菇8克、蝦子27克(3隻)、魚丸24克、花枝7克、甜不辣7克）

＝5.5C＋2P＋0.7V＋4O

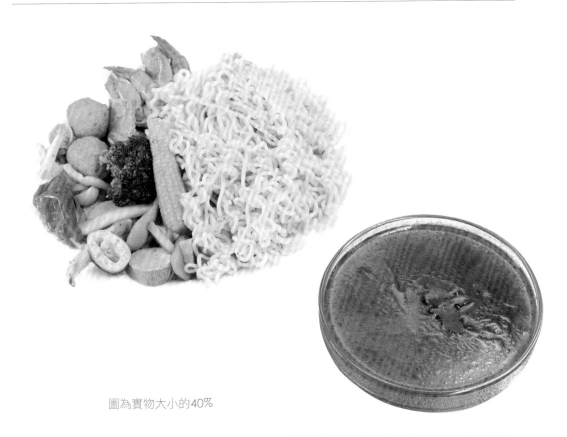

圖為實物大小的40%

營養標示	
熱量	**737**卡
醣類	**86**克
蛋白質	**24.4**克
脂肪	**32.8**克
膳食纖維	**5.8**克

? 你知道嗎

→ 在這一道酸辣海鮮麵中，其麵體為泡麵，因為是油炸的，加上其辣味來自辣油，所以造就整體的油脂含量過高，看似一大碗，可是當中的蔬菜量卻連一份都不到，最好改成非油炸麵，並加入更多蔬菜，將會更均衡、更健康。

椒麻雞飯

1份＝585克（白飯215克、炸雞123克、蛋51克、豆干21克、高麗菜93克、杏鮑菇53克、生菜29克）

$$= 5.8C + 3.2P + 1.7V + 4O + 3克糖$$

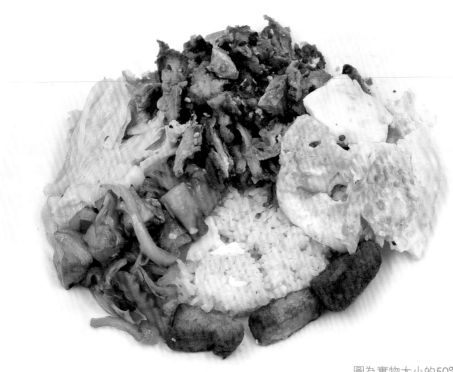

圖為實物大小的50%

營養標示	
熱量	**863**卡
醣類	**105**克
蛋白質	**35.7**克
脂肪	**33.3**克
膳食纖維	**5.9**克

你知道嗎

➤ 椒麻雞的雞腿肉為裹粉油炸物，再加上煎蛋及炒菜的油脂，總油量已來到全天用量的2/3，若擔心太油膩，最好將配菜涮過熱湯或熱水，以減少油脂攝取。

月亮蝦餅

2片＝65克（皮24克、餡41克）

$=0.8C+0.8P+1.5O$

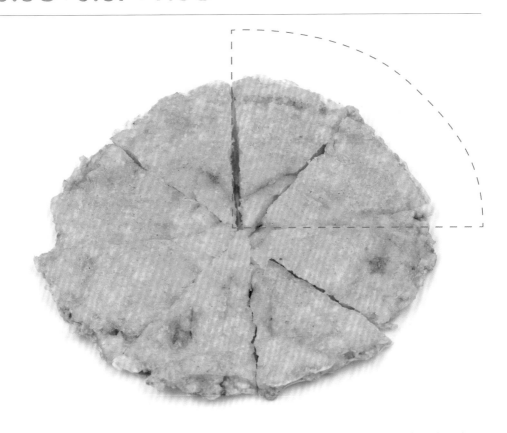

圖為實物大小的50%

營養標示（2片）	
熱量	**161**卡
醣類	**11.7**克
蛋白質	**6.2**克
脂肪	**9.9**克
膳食纖維	**0.7**克

? 你知道嗎

→ 月亮蝦餅最好和親友一起分食，因為其採用的烹調方式是「煎炸」，果然是奸詐食物，若自己獨享吃下4片，就等於喝了一湯匙的油。

牛肉河粉

1份＝**869**克（湯**450**克、河粉**297**克、牛肉**54**克、豆芽菜**54**克、九層塔**6**克、洋蔥**8**克）

＝**5.5C**＋**3.2P**＋**0.7V**＋**0.5O**

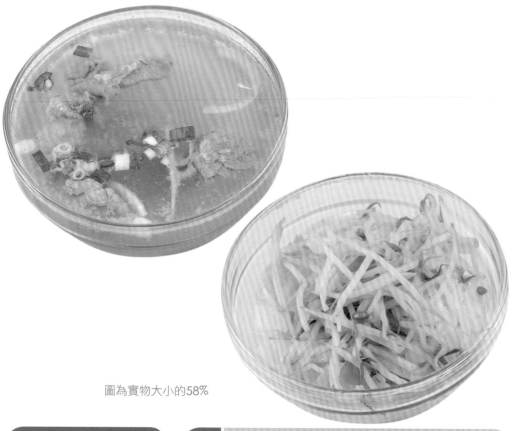

圖為實物大小的58%

營養標示	
熱量	**533**卡
醣類	**83.0**克
蛋白質	**18.5**克
脂肪	**14.1**克
膳食纖維	**5.3**克

你知道嗎

➡ 在眾多外食中，越式料理不失為一個好選擇，大多為低油的烹調方式，以越式牛肉河粉來說，清湯掛麵，少油！且河粉的量相較於一般便當的飯量較少，一大碗僅500大卡左右，缺點就是蔬菜量不夠，所以再加上一盤燙青菜，就能加分不少。

生春捲

2捲＝114克（米線及皮**81克**、生菜**24克**、蝦仁**9克**）

$$= 1.5C + 0.2P + 0.2V$$

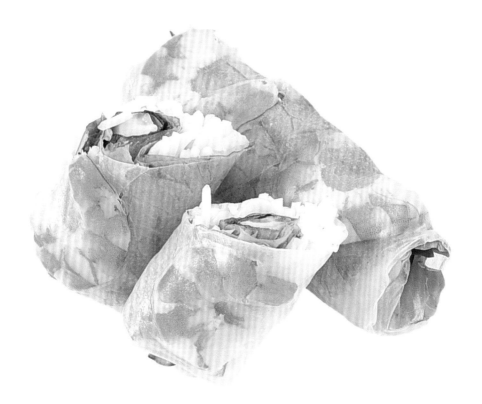

營養標示	
熱量	**112**卡
醣類	**24.2**克
蛋白質	**1.9**克
脂肪	**0.8**克
膳食纖維	**1.5**克

? 你知道嗎

➡ 生春捲看似河粉包著生菜，低油清爽，但裡頭的生菜並不多，不能把它當作蔬菜大量吃，相反的，裡頭所包含的是米線較多，也就是澱粉占多數，當中的蝦子則是片成薄片，即使吃了兩條生春捲，能獲取的蛋白質及蔬菜都很少。

叉燒酥

1個＝38克（外皮29克、叉燒肉餡9克）

＝0.6C＋0.2P＋3○＋1克糖

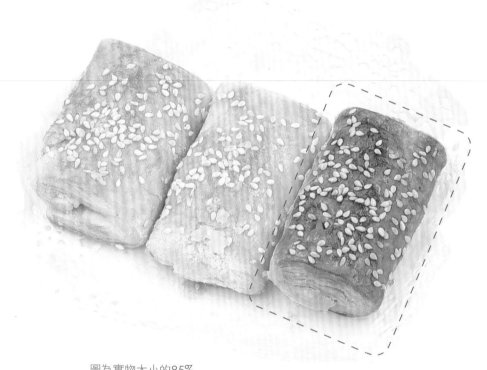

圖為實物大小的85%

營養標示（1個）	
熱量	**196**卡
醣類	**9.0**克
蛋白質	**2.2**克
脂肪	**16.8**克
膳食纖維	**0.5**克

? 你知道嗎

➡ 越是層層推疊的，舉凡千層、百頁、酥餅這類的糕點，比起一般點心，油脂高出很多，光是小小一個叉燒酥，就有高達3份油脂，相當於15c.c.油，若是吃下一份3個，油脂遠遠超過一整天的建議量！

燒賣

1顆＝23克（外皮6克、餡16克、蝦仁1克）

$= 0.3C + 0.3P + 0.1O$

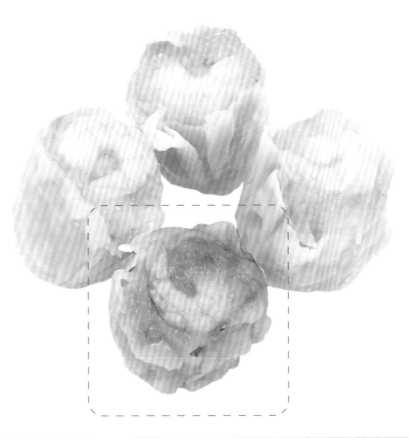

營養標示（1個）	
熱 量	**47**卡
醣類	**4.5**克
蛋白質	**2.3**克
脂肪	**2.2**克
膳食纖維	**0.5**克

？ 你知道嗎

→ 燒賣類似蒸餃，採用蒸的，自然用油量較低，熱量也就在可接受範圍，小小一個約莫50大卡，在眾多港式點心裡，屬於低油好選擇，唯蔬菜少之又少，最好能加購一份蠔油芥藍一起吃，才能享有更均衡的一餐。

奶黃包

1顆＝38克（外皮33克、餡5克）

$=0.7C+0.3P+0.3O+5$克糖

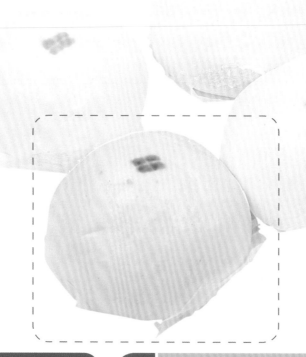

圖為實物大小的90%

營養標示（1個）	
熱量	**98**卡
醣類	**15.5**克
蛋白質	**3.3**克
脂肪	**2.5**克
膳食纖維	**0.8**克

? 你知道嗎

➡ 奶黃包的餡料是由鹹蛋黃＋奶油＋糖製作而成，一個也有100大卡，若想做為飯後甜點，記得當餐的飯量要減少1/4碗喔！

皮蛋瘦肉粥

1份＝**451**克（粥**353**克、皮蛋**67**克、瘦肉**41**克、油條**12**克、蔥花**1**克）

＝**3.5C**＋**2.2P**＋**0.5O**

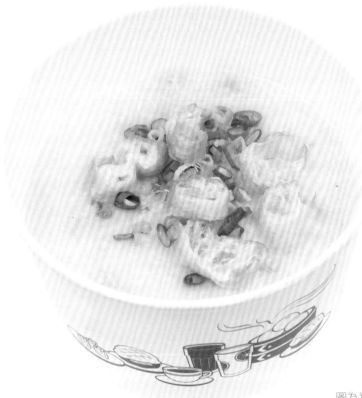

圖為實物大小的75%

營養標示	
熱量	**430**卡
醣類	**52**克
蛋白質	**20.6**克
脂肪	**15.5**克
膳食纖維	**0.8**克

你知道嗎

➜ 外食中，粥品類一向較為低油、低卡，若想更進一步減油的話，可請店家不放油條、不加香油，並多放點蔬菜，以增加飽足感。

葡式蛋塔

1個＝69克（內餡37克、塔皮32克）

＝0.7C＋0.3P＋3.3O＋13克糖

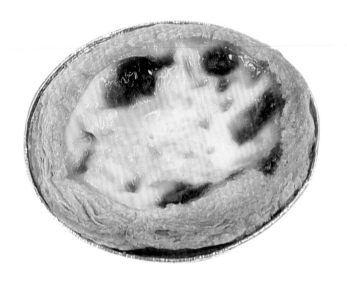

營養標示	
熱量	**259**卡
醣類	**22.0**克
蛋白質	**2.5**克
脂肪	**17.8**克
膳食纖維	**0.8**克

你知道嗎
➡ 葡式蛋塔有別於傳統蛋塔，最大差異就是塔皮，葡式的層次多，意味著含油量及含糖量都很高，小小一個卻接近一碗飯的熱量，若不想發胖，千萬要節制啊

花生豆花

1份＝**473**克（花生**38**克、豆花**273**克、糖水**162**克）

＝**2P**＋**4○**＋**15**克糖

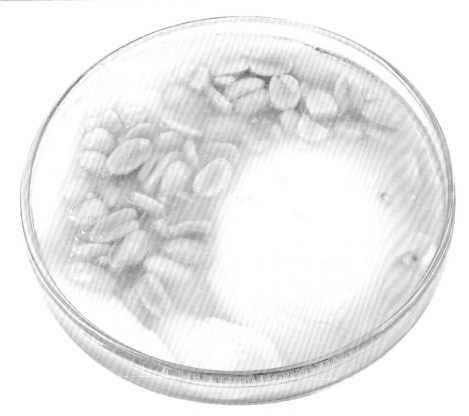

圖為實物大小的85%

營養標示	
熱量	**347**卡
醣類	**19.0**克
蛋白質	**19.6**克
脂肪	**21.4**克
膳食纖維	**4.1**克

❓ 你知道嗎

➡ 豆花一向給人的印象是比較健康的點心，但選擇的配料卻攸關總熱量的多寡，以花生來說是屬於油脂類，一碗花生豆花所涵蓋的油脂可高達4份，等於20 c.c.的油，建議改成低糖的原味豆花，熱量瞬間減少200大卡。

冰淇淋

1小盒＝85克

＝**1M**＋**20**克糖

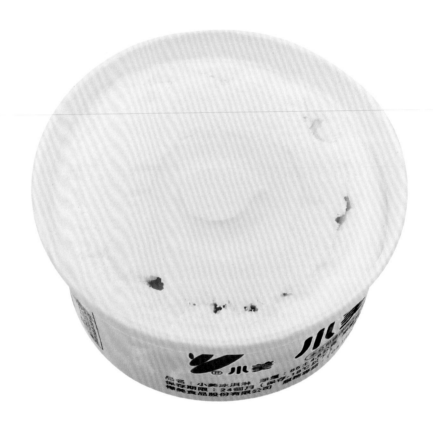

營養標示	
熱量	**230**大卡
醣類	**35**克
蛋白質	**8**克
脂肪	**8**克
膳食纖維	-

你知道嗎

➡ 無論何種冰淇淋都是高碳水化合物來源，因為都要加很多糖來調味，就算吃號稱健康或低脂的冰淇淋，若沒控制份量，一樣有身材走樣的危機喔！

344

鳳梨酥

1顆（5*3.5*2cm）＝30克

＝1C＋1.5O＋**7**克糖

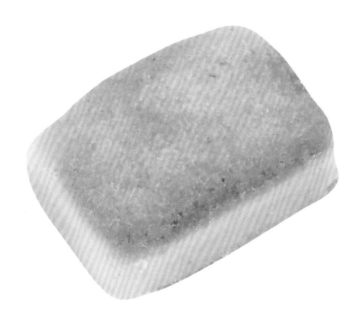

營養標示	
熱量	**166**大卡
醣類	**22**克
蛋白質	**2**克
脂肪	**7.5**克
膳食纖維	**0.5**克

? 你知道嗎

➡ 鳳梨酥的內餡大致分為兩種，冬瓜餡VS土鳳梨餡，冬瓜餡吃起來較甜，土鳳梨餡則較酸，但兩者的含糖量都不低，所以糖尿病友要記得若吃了鳳梨酥，下一頓正餐要減少1/4碗～半碗的飯，還要記得少油烹調。

紅豆車輪餅

1個＝120克（皮44克、餡76克）

＝**2.5C**＋**0.5O**＋**7**克糖

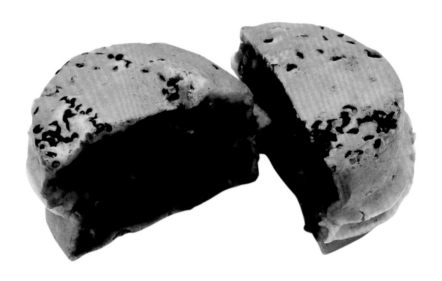

營養標示	
熱量	**226**大卡
醣類	**44.5**克
蛋白質	**5**克
脂肪	**2.5**克
膳食纖維	**6**克

? 你知道嗎

➡ 紅豆屬C（全穀類），加上餅皮及調味的糖，吃一個的熱量就相當於8分滿的飯了，最好和親友分食，以免不小心爆卡。

奶油車輪餅

1個＝122克（皮50克、餡72克）

＝1C＋1O＋**7**克糖

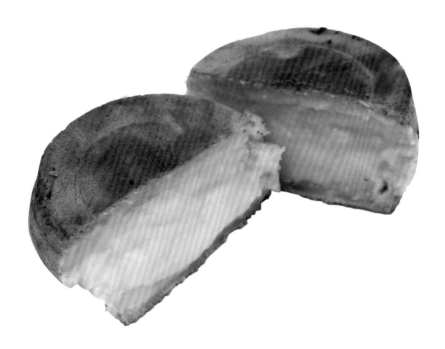

營養標示	
熱量	**143**大卡
醣類	**22**克
蛋白質	**2**克
脂肪	**5**克
膳食纖維	**2**克

❓ 你知道嗎

➡ 奶油餡的材料為澱粉＋一點點糖＋奶粉＋油，吃一個的熱量等於吃半碗飯。

蜂蜜蛋糕

1個（10×2×9cm）＝50克

＝0.6C＋0.3P＋1O＋15克糖

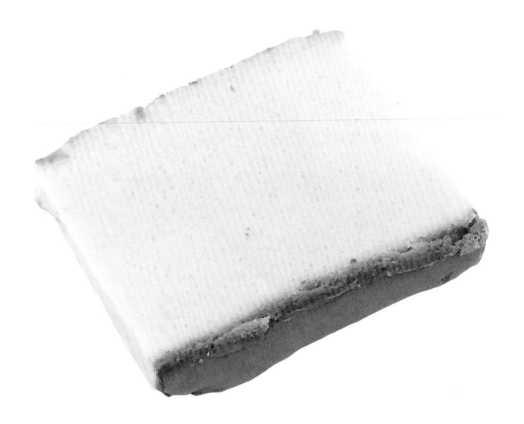

營養標示	
熱量	**173**大卡
醣類	**23.7**克
蛋白質	**3.3**克
脂肪	**7.3**克
膳食纖維	**0.3**克

? 你知道嗎

➡ 一塊蜂蜜蛋糕的熱量相當於半碗飯，且又是精緻糕點，著實是一道甜蜜陷阱，還是少吃為妙。

起司蛋糕

1塊（半徑9×高3cm）＝100克

$$=0.5C+0.5P+3O+0.5M+7克糖$$

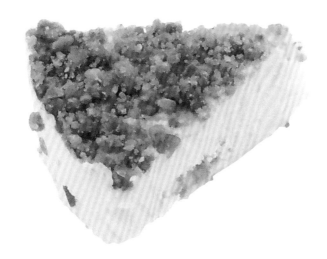

營養標示	
熱量	**323**大卡
醣類	**25**克
蛋白質	**8.5**克
脂肪	**21.5**克
膳食纖維	**0.4**克

? 你知道嗎

➡ 起司蛋糕或稱乳酪蛋糕，並非所有起司都與牛奶一家親，起司蛋糕常用的是奶油乳酪（cream cheese），其90%的熱量都來自脂肪，且飽和脂肪高，為了不要讓你的心血管哭泣，還是淺嚐就好！

檸檬塔

1個＝107克

＝**1.1C**＋**0.3P**＋**2O**＋**18**克糖

高糖

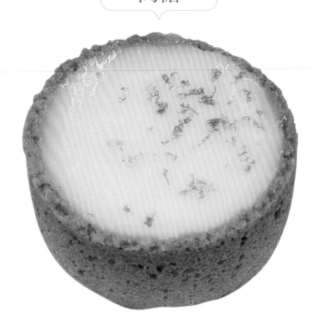

營養標示	
熱量	**261**卡
醣類	**34.5**克
蛋白質	**4.3**克
脂肪	**11.7**克
膳食纖維	-

? 你知道嗎

➡ 越酸甜好吃的甜點，往往需要加更多的糖，才能造就如此風味，所以不要以為水果入菜和做甜點，就是比較健康的選擇，相反的，還可能會不自覺吃下更多的糖，更高的熱量，以檸檬塔來說，一個熱量就接近一碗飯，真是不容小覷呀！

千層蛋糕

1塊＝110克

＝0.7C＋0.4P＋5O＋11克糖

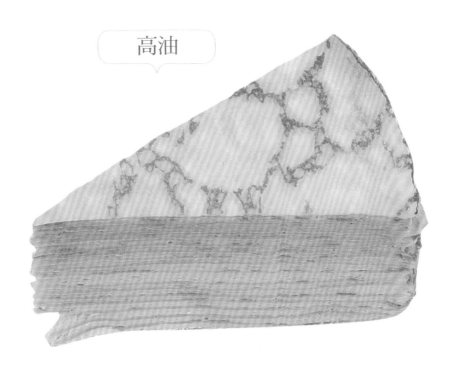

高油

營養標示	
熱量	**351**卡
醣類	**20.6**克
蛋白質	**4.7**克
脂肪	**27.7**克
膳食纖維	-

? 你知道嗎

➡ 千層蛋糕雖然名為蛋糕，其實是由一層又一層的含蛋麵皮，包裹著鮮奶油推疊而成，鮮奶油就是油，自然油脂含量極高，吃一塊就相當於把1天的油脂建議量全用完了，那豈不是代表著其他三餐都要吃無油飲食了嗎？沒錯！所以少吃為妙！

雞蛋糕

1份＝151克（麵粉、玉米澱粉、糖、雞蛋、奶粉、奶油、泡打粉、鹽、香草粉）
＝**2.4C**＋**0.3P**＋**1.5○**＋**10**克糖

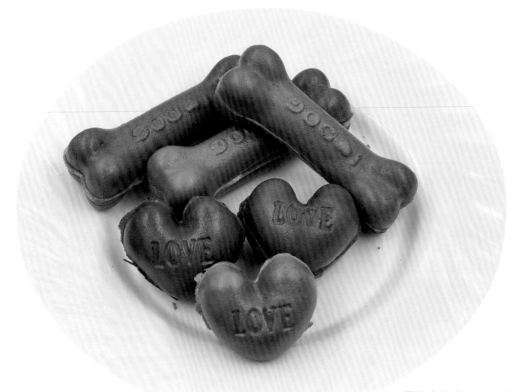

圖為實物大小的50%

營養標示	
熱量	**300**卡
醣類	**46.0**克
蛋白質	**7.7**克
脂肪	**9.5**克
膳食纖維	-

? 你知道嗎

➡ 雞蛋糕一塊約50大卡，若自己吃下一份6個雞蛋糕，則會有300大卡這麼高的熱量，已經超過一碗飯，建議還是和親朋好友一起分享，才能分散發胖風險.

炸雞排

1份＝157克（麵衣42克、肉115克）

＝1C＋4P＋3O

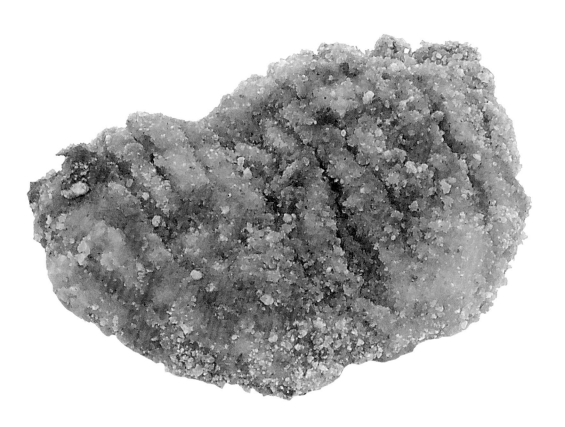

營養標示	
熱量	**505**大卡
醣類	**15**克
蛋白質	**30**克
脂肪	**35**克
膳食纖維	-

你知道嗎

➡ 一塊雞排高達4P，而很多人一天的P「扣達」也不過才5P～8P，所以吃一塊雞排，幾乎是有兩餐都只能吃飯配蔬菜了，不能再有豆魚蛋肉。

蔥抓餅加蛋

1份＝172克（餅皮122克、蛋50克）

＝3.5C＋1P＋2O

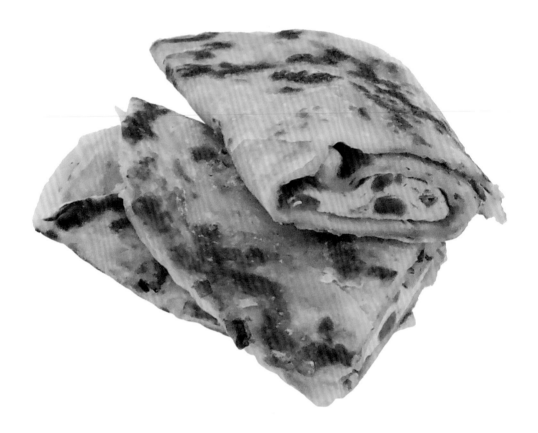

營養標示	
熱量	**410**大卡
醣類	**52.5**克
蛋白質	**14**克
脂肪	**15**克
膳食纖維	**2.9**克

？ 你知道嗎

➡ 蔥抓餅加蛋有C也有P，再搭配蔬菜水果，就可作為均衡的一餐。

➡ 含油量不少，還是要注意。

珍珠鮮奶茶（全糖）

1杯＝500c.c.（珍珠120克、鮮奶165c.c.、紅茶300c.c.、糖35克）
＝2C＋0.5M＋35克糖

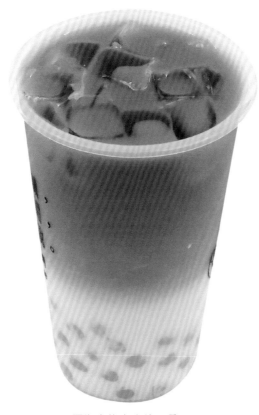

圖為實物大小的60%

營養標示	
熱量	**355**大卡
醣類	**72.5**克
蛋白質	**8**克
脂肪	**4**克
膳食纖維	-

你知道嗎

→ 鮮奶本身含乳糖（帶有微微甜味），所以比起加奶精的珍奶可少加點糖，但即便如此，喝一杯的熱量仍居高不下，相當於吃1又1/4碗飯，若是選擇添加奶精（由植物油加工製成、非奶製品），熱量就更可觀了。

珍珠奶茶（全糖）

1杯＝500c.c.（珍珠110克、奶精40克、紅茶400c.c.、糖40克）
＝2C＋2.5O＋**40**克糖

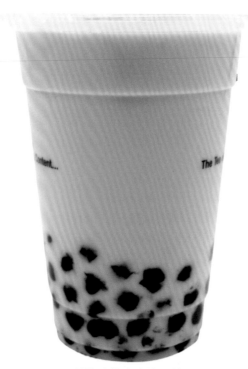

奶精是油，不是奶！

圖為實物大小的60%

營養標示	
熱量	**413**大卡
醣類	**70**克
蛋白質	**4**克
脂肪	**12.5**克
膳食纖維	-

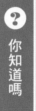

你知道嗎

➡ 奶精＝油＋糖＋人工香料＋色素，完全沒有奶的成分啊！所以喝珍奶就像是吃豬油拌飯，高醣又高油，十足的減肥地雷。

蛋黃酥

1個＝60克

＝1.2C＋0.5P＋3○＋**8**克糖

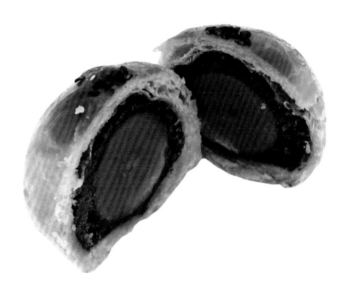

營養標示	
熱量	**289**大卡
醣類	**26**克
蛋白質	**5.9**克
脂肪	**17.5**克
膳食纖維	**1.2**克

你知道嗎

➡ 一個蛋黃酥＝半碗飯＋半匙肉＋15cc油。

➡ 每逢中秋節前後，就會有無數的月餅禮盒，光是小小一顆蛋黃酥的熱量就等於一個三明治了，千萬要限量供應。

綠豆椪

1個＝100克

＝2C＋1P＋2O＋**10**克糖

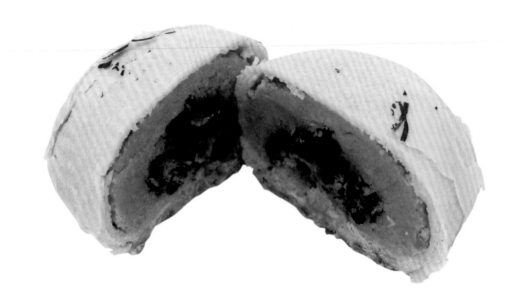

營養標示	
熱量	**345**大卡
醣類	**40**克
蛋白質	**11**克
脂肪	**15**克
膳食纖維	**3.7**克

? 你知道嗎

➡ 一個綠豆椪＝3/4碗飯＋1匙肉＋10cc油。

➡ 內餡通常會夾入炒過的滷肉，肥瘦參半，再加上蛋黃，其熱量累計也相當可觀，等同於吃半個便當。

芋頭酥

1個＝50克

＝1.2C＋1.5O＋8克糖

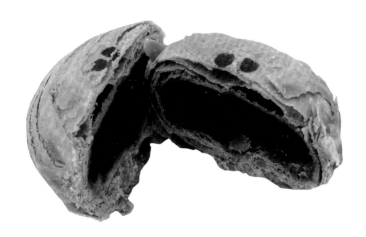

營養標示	
熱量	**184**大卡
醣類	**26**克
蛋白質	**2.4**克
脂肪	**7.5**克
膳食纖維	**1.6**克

你知道嗎

➡ 一個芋頭酥＝1/3碗飯＋8cc油。

➡ 部分商家為了讓成色上較好看，會使用食用色素來呈現漂亮的紫色，購買時不要挑太鮮豔的。

蓮蓉雙黃

1個＝185克

＝**4C**＋**1P**＋**4O**＋**60**克糖

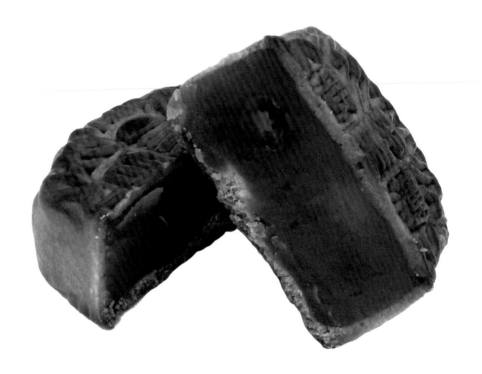

營養標示	
熱量	**775**大卡
醣類	**120**克
蛋白質	**15**克
脂肪	**25**克
膳食纖維	**4.3**克

❓ 你知道嗎

➡ 蓮蓉雙黃體積較大，一個＝2碗飯＋1匙肉＋20cc油，總熱量很高，與一個排骨便當不相上下了，務必要分切成小塊，與親友共享，千萬不要獨享。

大餅

1／4個＝125克

＝3.5C＋0.4P＋3.5○＋**30**克糖

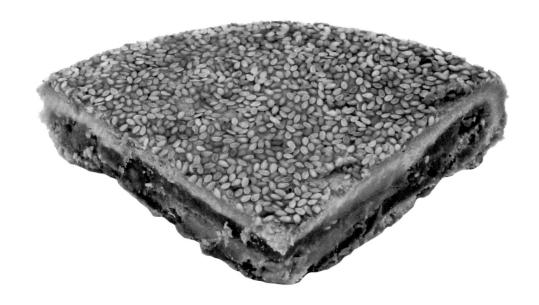

營養標示	
熱量	**553**大卡
醣類	**82.5**克
蛋白質	**9.8**克
脂肪	**19.5**克
膳食纖維	**1.2**克

? 你知道嗎

➡ 大餅是常見的喜餅之一，吃1/4塊＝1.5碗飯＋半匙肉＋18cc油，熱量直逼一碗麻醬麵，切莫吃多，否則開心享受別人的喜悅後，就要面臨變胖的苦惱了。

外食篇 附表1 外食成分對照表

品名	總熟重（克）	食材	單位（克）				
鍋燒意麵	772	油炸麵條 171	高麗菜 84	魚板 21	蛋 47	蝦子 13	火腿 5
紅燒牛肉麵	595	麵條 182	牛腩 80	香菜 2	蔥花 1	牛肉湯 330	
大腸麵線	397	麵糊 347	大腸 18	蚵仔 10	青菜 22		
當歸鴨麵線	830	麵線 190	鴨肉去骨 90	鴨肉高湯 550			
土魠魚羹	449	濃稠羹湯 352	包白菜 27	土魠魚 50	炸麵皮 20		
涼麵	347	油麵 180	小黃瓜 25	豆芽菜 25	醬料 117		
春捲	300	皮 34	油豆包 22	蛋絲 17	炒油麵 88	各式蔬菜 104	五花肉 14
碗粿	233	香菇 2	蛋黃 4	絞肉 6	碗粿 203	蝦仁 3	沾醬 15
臭豆腐	197	臭豆腐 140	泡菜 47	辣椒醬汁 10			
刈包	97	皮 43	肉 29	酸菜 29	花生粉 7	香菜 2	
蚵仔煎	300	蚵 23	蛋 46	菜 85	粉漿 71	醬料 75	
大腸包小腸	180	大腸 104	香腸 45	肉鬆 5	酸菜 15	筍乾 8	小黃瓜 3
胡椒餅	126	皮 68	豬肉 53	蔥 3	白芝麻 2		
粉腸	300	粉腸 249	小腸 27	豬肉 5	蒜蓉醬油 19		
花枝丸（4個）	143						
綠豆湯	306	綠豆 161	甜湯 145				

資料來源：台灣小吃營養大解析中台灣篇、南台灣篇，中華民國糖尿病衛教學會編印

			C	P	V	O	熱量 （大卡）	醣類 （克）	蛋白質 （克）	脂肪 （克）
甜不辣 17	蛤仔 7	高湯 407	4	2	1	4	607	66.3	23.3	28.6
			4	2		4	582	55.7	23.4	29.2
			3.8	0.8		3	416	55.8	10	17.5
			4	3		2	548	56.8	28.4	21.9
			2	1	0.2	3	349	35.8	12.5	17.9
			5		1	4	579	77	23.6	20.3
花生粉 20	油蔥酥 1		4	2	1	4	596	66.4	22.5	28
			2.8	0.5		0.5	232	41.2	6.8	4.6
			0.5	3.5	0.2	2	353	10.1	24.6	24.1
			1.8	1.8	0.2		195	26.5	13.8	4.2
			3	2	1	3	444	49.7	13.9	21.8
			2	2	0.2	4	435	32.6	17.3	26.6
			1.8	1.5		4	386	25.4	12.9	25.4
			4.5	1		1	395	67.4	11.6	9
			1.5	2.8	0	2.8	378	19.4	21	24
			3.2				254	51.5	12.6	0.5

品名	總熟重 （克）	食材	單位 （克）				
紅豆草仔粿	160	皮 124	紅豆餡 38				
銅鑼燒	82	皮 47	紅豆 25	奶油 10			
太陽餅	52						
鹹湯圓	373	湯圓皮 124	豬肉 36	茼蒿 37	油蔥酥 5	香菜 3	高湯 168
甜湯圓	370	湯圓 230	紅豆 40	花生 10	甜湯 90		
鹹麻糬	30	皮 23	內餡 7				
鹹Q餅	80	皮 29	紅豆餡 30	肉鬆 2	鹹蛋 2	麻糬 17	
沙琪瑪	66						
糖煮地瓜	244						
黑棗蜜餞	5						
碳燻烏梅 蜜餞	3						
辣橄欖蜜餞	16						
金吉蜜餞	11						
粉圓冰	339	粉圓 189	甜湯 150				
八寶冰	291	甜湯 114	芋頭 18	紅豆 23	綠豆 22	大紅豆 16	粉粿 78
酸梅汁	328						

				C	P	V	O	熱量 （大卡）	醣類 （克）	蛋白質 （克）	脂肪 （克）
				6	0	0	1	408	86.7	6.5	3.7
				2.2			1.2	224	34.9	4.7	7.4
				2			3	265	29.9	3	14.8
				2.8	1.8	1	1.2	302	40.6	13.1	9.2
				6			I	423	88.5	9.3	3.2
				1				61	11.3	2.8	0.5
				3	0.1		2	310	45.5	6.8	11.5
				3			1.8	246	44	4	6.3
				5.5				335	78.9	2.2	0.7
				0.8				11	2.7	0.2	0
				0.8				8	1.8	0	0
				2.5				22	7.5	0.1	0
				2.5				36	7	0.8	0.2
				4				237	59.8	0	0
	小湯圓 20			4				271	61.7	5.9	0.5
				3				181	45.3	0	0

秒懂包裝食品標示

　　很想減重的小雲依照營養師設計的ＣＰ認真吃，可是卻遲遲沒有進展，很挫折。和營養師聊著聊著終於找到問題：過去常吃零食的小雲，嘴饞就會吃一包「很小」包的餅乾或其他「小」零食，雖感覺只有一點點，但仔細一算加總卻超過300大卡。這樣吃一個月會悄悄長出1.2公斤的肥肉喔！

　　包裝食品種類數以萬計，且不斷推陳出新創造新口味，讓人很容易飲食失控，壞了健康。為便於計算，我們根據包裝上的營養標示，將包裝食品簡單分為兩大類—**C**類與**P**類，只要依照以下3步驟，學會換算，落實「Ｃ＆Ｐ總量管制」原則，就可保住健康、維持好身材！

Step 1：分類

　　找到包裝上的「營養標示」欄內「蛋白質」與「碳水化合物」，按照以下規則分類—Ｃ類或Ｐ類：

C類：

　　營養標示欄以碳水化合物為最大宗者，如：餅乾、方塊酥、銅鑼燒、各式糕餅、洋芋片、蓬鬆的空氣包小零食、穀粉……等，主要為穀類原料經加工製成、因大多也同時含有脂肪與蛋白質，不宜只著重碳水化合物，因此以每份所含**熱量 70大卡＝1Ｃ**計算。

P類：

　　營養標示欄以蛋白質為最大宗者，如：盒裝豆腐、即食黑豆、無糖豆漿粉、肉乾、魷魚絲…等，主原料為豆魚蛋肉類。每份以**蛋白質含量 7公克＝1Ｐ**計算。

Step 2：定量

包裝上營養標示所呈現「本包裝含多少『份』」是由廠商自行決定，容易弄不清楚自己吃多少熱量。本章則是依照衛福部根據食物成分分析數據所訂定的『份』，即ＣＰ，因此需先轉換。

C類算法：

將營養標示中每小包裝的熱量除以70，即為該小包裝換算為Ｃ的量：

每份熱量 ÷ 70大卡 ＝ 每小包裝之Ｃ量

營養標示		
每一份量19.5公克		
本包裝含10份		
	每份	每100公克
熱量	100大卡	513大卡
蛋白質	0.7公克	3.8公克
脂肪	4.9公克	25.1公克
飽和脂肪	3.7公克	18.9公克
反式脂肪	0 公克	0 公克
碳水化合物	13.3公克	68.1公克
糖	8.5公克	43.7公克
鈉	43毫克	220毫克

範例C-1 造型餅乾

包裝資訊：「本包裝含10份，每一份量19.5公克，每份熱量100大卡」

➡ 每一小包有**100大卡 ÷ 70大卡＝100 ÷ 70＝1.4 C**

＊小小一包僅19.5公克，吃2小包就相當於3C＝八分滿碗飯。

營養標示		
每一份量30公克		
本包裝含11份		
	每份	每100公克
熱量	177大卡	491大卡
蛋白質	2.3公克	6.5公克
脂肪	8公克	22.3公克
飽和脂肪	5.5公克	15.4公克
反式脂肪	0 公克	0 公克
碳水化合物	24公克	66.7公克
糖	9.6公克	26.6公克
鈉	175毫克	487毫克

範例C-2 巧克力餅乾

包裝資訊：「本包裝含2份，每一份量36公克，每份熱量177大卡」

➡ 每小包有**177大卡 ÷ 70大卡 ＝ 2.5 C**

＊吃1小包只有2塊，熱量就相當於2.5C＝六分滿碗飯，但脂肪量高，佔總熱量的41%（健康的脂肪比例為30 % ）。鹽量也很可觀，1小包（2片）＝2.5C+0.4**公克鹽**（衛福部：鹽建議量6克／天），因此屬於高油高糖高鹽零食。

範例C-3 即食黑豆穀粉包

營養標示		
每一份量30公克		
本包裝含11份		
	每份	每100公克
熱量	134大卡	446大卡
蛋白質	5.3公克	17.6公克
脂肪	4.7公克	15.6公克
飽和脂肪	0.3公克	0.9公克
反式脂肪	0 公克	0 公克
碳水化合物	17.6公克	58.7公克
糖	7.0公克	23.3公克
鈉	11 毫克	36毫克

包裝資訊:「本包裝含11份,每一份量30公克,每份熱量134大卡,蛋白質每份5.3公克」

➡ **每包30公克有 134大卡 ÷ 70大卡 = 約2C**

＊許多人沖泡穀粉包當早餐,但其實蛋白質含量不高,只能算2C。因此,最好再加一個白煮蛋,或加新鮮豆漿100-200c.c.,這樣可以提高蛋白質也更均衡。記得要看標示,選擇少糖或無糖穀粉。

範例C-4 即溶豆漿粉

營養標示		
每一份量25公克(約4匙)		
本包裝含20份		
	每份	每100公克
熱量	107大卡	429大卡
蛋白質	4.8公克	19.1公克
脂肪	3.2公克	12.1公克
飽和脂肪	1.2公克	4.8公克
反式脂肪	0 公克	0 公克
碳水化合物	15.2公克	60.8公克
糖	7.5公克	30.0公克
鈉	30 毫克	119毫克

包裝資訊:「本包裝含20份,每一份量25公克,熱量每份107大卡,蛋白質每份4.8公克」

➡ **每4匙有 107大卡 ÷ 70大卡 = 1.5 C**

＊怪了!明明是豆漿怎會歸類為C,其實都是「糖」惹的禍,這杯25克粉泡的豆漿有約1.5包的糖包,佔了近1/3的重量,也降低了蛋白質的比例。採購時可以選擇無糖豆漿,就可以歸到P類了。

範例C-5　泡麵（肉燥風味）

營養標示		
每一份量85公克		
本包裝含1份		
	每份	每100公克
熱量	417大卡	491大卡
蛋白質	9公克	10.6公克
脂肪	20.7公克	24.3公克
飽和脂肪	9.4公克	11公克
反式脂肪	0 公克	0 公克
碳水化合物	48.9公克	57.5公克
糖	1.8公克	2.1公克
鈉	1632毫克	174毫克

包裝資訊：「本包裝含1份，每一份量85公克，每份熱量417大卡」

➡ **每包有417大卡 ÷ 70大卡 = 6C**

＊一包泡麵簡單算約等於6C的熱量，其實是相當於= 4C＋4O（4茶匙油）＋4公克鹽，油脂佔總熱量高達44%，是標準的高油高鹽食品。熱量比兩捲海苔壽司或一碗肉羹麵高，蛋白質少、脂肪多又不均衡。如果偶爾實在想吃，一定要看標示，選擇脂肪含量較低者。吃的時候可以打個蛋，加一大把豆芽菜或青菜，再將調味包減量，這樣吃得飽、鹽少了，又均衡許多喔！

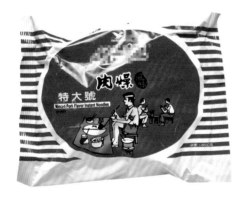

P類算法：

依包裝方式不同，分為整包的A公式算法，與小包裝的B公式算法。

所需查閱包裝資訊包括：營養標示「本包裝含XX份，每一份量XX公克。蛋白質每 份XX公克」再依照下列公式即可。

公式Ａ一整包（未分裝成小包）：

（包裝總份數 × 蛋白質每份含量）÷ 7公克 = 該包裝之總Ｐ量

算出每完整包裝共含有多少Ｐ，再決定想吃的Ｐ量，例如：一大包4P，想吃1P就取1/4即可。

範例P-1　板豆腐（公式Ａ）

包裝資訊：「本包裝含3份，每一份量100公
　　　　　克。蛋白質每份9.8公克」

➡ **（3份 × 9.8公克）÷ 7公克 = 29.4
公克 ÷ 7公克 = 4.2Ｐ（一盒約算4P）**

*想煮一道四人份的紅燒豆腐時，準備一盒板豆腐加上紅蘿蔔、洋蔥、鮮香菇、青椒，每個人吃這道菜就大約吃到1P，可以得到7公克的植物性蛋白質。如果一個人獨享餐，可視需要切1/4＝1P，半盒＝2P。

*板豆腐含鈣量高，又稱高鈣豆腐，相較於吃肉類，還可以兼顧攝取鈣質，一舉數得。

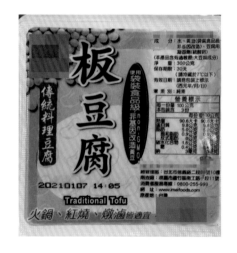

範例P-2 黑豆豆腐（公式A）

包裝資訊：「本包裝含2份，每一份量145公克。
　　　　　蛋白質每份7.6公克」

➡ **（2份 × 7.6公克）÷ 7公克 = 15.2公克 ÷ 7公克 = 2.2P**

*豆漿與豆腐大多是黃豆製成，選擇黑豆豆腐可以增加食物的多樣性，家中隨時備些黑豆豆腐，直接涼拌或以滾水燙過淋醬即可，一盒2P補充健康的植物性蛋白質。因添加的凝固成分不同，鈣質不如板豆腐高。

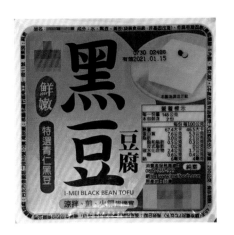

公式B 一整包（未分裝成小包，零食類）：

蛋白質每100公克含量 ÷ 7公克

= 每100公克所含P量，再將100公克÷P量就等於1P的重量

由此算出每100公克含有多少P，再分出或秤重每1P的重量即可。肉乾、魷魚絲、大包豆乾等這樣算較快。

範例P-3 原味魷魚絲／卷片（公式B）

營養標示		
每一份量100公克		
本包裝含2份		
	每份	每100公克
熱量	296大卡	296大卡
蛋白質	47公克	47公克
脂肪	0公克	0公克
飽和脂肪	0公克	0公克
反式脂肪	0公克	0公克
碳水化合物	27公克	27公克
糖	20公克	20公克
鈉	1714毫克	1714毫克

包裝資訊：「本包裝含2份，每一份量100公克。蛋白質每份47公克」

➡ **47公克 ÷ 7公克 = 約7P，100公克 ÷ 7 = 約15（1P=15公克）**

*魷魚的脂肪含量低，製備過程不斷脫去水分並塗上甜醬汁，因此體積濃縮，糖量大增，脂肪很少，但鹽多。15公克（3條）=1P+半包糖包（約3公克）+0.6公克鹽。

肉乾魷魚絲類零食很容易爆量，其蛋白質經長時間加工，吸收利用率大幅下降，又加了大量的糖與鹽調味，要留意才好。想吃，建議久久吃一次，搭配新鮮水果，多人一起共享就OK啦！

範例P-4　豬肉乾（公式B）

	每份	每100公克
營養標示		
每一份量100公克		
本包裝含3份		
熱量	346大卡	346大卡
蛋白質	35.2公克	35.2公克
脂肪	6.7公克	6.7公克
飽和脂肪	0.4公克	0.4公克
反式脂肪	0 公克	0 公克
碳水化合物	36.3公克	36.3公克
糖	31.4公克	31.4公克
鈉	923毫克	923毫克

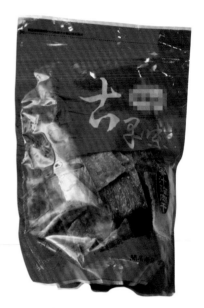

包裝資訊：「本包裝含3份，每一份量100公克。蛋白質每份35.2公克」

➡ **35.2公克 ÷ 7公克 ＝ 5P ， 100公克 ÷ 5P ＝ 20 （1P＝20公克）**

*肉乾類製備過程不斷脫去水分，並塗上許多甜醬汁，因此體積濃縮，糖量大增，鹽也多。

小小兩片＝1P＋1包糖包（約6.5公克）＋0.6公克鹽

當你一片接一片吃的時候，可千萬要三思喔！

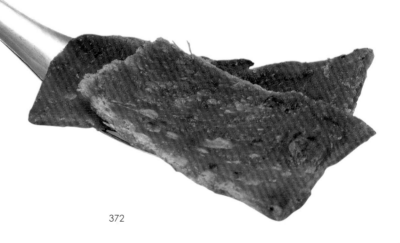

範例P-5　五香豆乾（公式B）

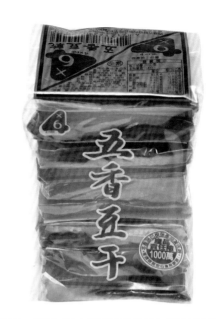

營養標示		
每一份量20公克		
本包裝含14份		
	每份	每100公克
熱量	82大卡	410大卡
蛋白質	6.5公克	32.6公克
脂肪	4.3公克	21.6公克
飽和脂肪	0.8公克	3.9公克
反式脂肪	0 公克	0 公克
碳水化合物	4.2公克	21.2公克
糖	1.4公克	7.0公克
鈉	280 毫克	1400毫克

包裝資訊：「本包裝含14份，每一份量20公克，蛋白質：每份6.5公克／每100公克32.6公克」

＊實際觀察1大包有8小包，與包裝上註明14份不一致。

稱量每小包有40-44公克，正好相當於包裝標記的兩份（每一份20公克×2），1小包大約2P，無需計算。

或依公式計算如下：

➜ 32.6公克 ÷ 7公克 ＝ 4.5P，100公克／4.5P＝22公克 （1P＝0.5包）

＊豆乾製備過程不斷脫去水分並抹醬料，因此體積濃縮、鹽分大增。 20公克約半包＝薄薄1.5片＝1P＋0.7公克鹽。 這種古早味豆乾，很乾有嚼勁，吃兩包有4P＋3克鹽，吃掉了半天份的鹽量。豆乾類零食 其中的豆製品含水量差異大、口味也多變化，因此看包裝標示時，除了看蛋白質，糖與鈉含量也要注意，其他食品添加物。

範例P-6 即食黑豆（公式B）

營養標示		
每一份量100公克		
本包裝含4份		
	每份	每100公克
熱量	362大卡	296大卡
蛋白質	38.8公克	38.8公克
脂肪	18.3公克	18.3公克
飽和脂肪	2.8公克	2.8公克
反式脂肪	0公克	0公克
碳水化合物	23.4公克	23.4公克
糖	4.1公克	4.1公克
鈉	168.8毫克	168.8毫克

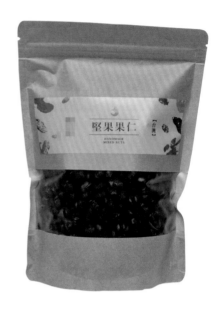

包裝資訊：「本包裝含4份，每一份量100公克。蛋白質每份38.8公克」

➡ **38.8公克 ÷ 7公克 ＝5.5P，100公克／5.5P＝18（1P＝18公克）**

＊一滿湯匙的即食黑豆可以嚼很久，營養成分相當於＝1P＋0.08克的鹽（31毫克鈉），鹽量不高，解饞時可以這麼選擇，來取代大多屬於C類的糕餅，選擇時要注意營養標示欄中的糖與鹽喔！

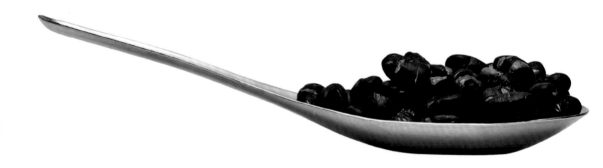

公式C小包裝：

每小包中蛋白質含量 ÷ 7公克 ＝ 每小包裝之P數

範例P-7　豆漿粉—無添加蔗糖（公式B）

豆漿粉—無添加蔗糖		
營養標示		
每一份量22.5公克		
本包裝含10份		
	每份	每日參考值百分比
熱量	100大卡	5%
蛋白質	7.8公克	13％
脂肪	4.8公克	8％
飽和脂肪	0.8公克	4％
反式脂肪	0.0公克	＊
碳水化合物	7.9公克	3％
糖	2.3公克	＊
菊糖	3.0公克	1%
鈉	24毫克	

包裝資訊：「本包裝含10份，每一份量22.5公克。蛋白質每份7.8公克」

➜ 7.8公克 ÷ 7公克 ＝ 約1P

＊許多人早餐趕時間，沖泡穀粉包當早餐，建議多加一包無糖豆漿粉，若是大包裝，則取2湯匙（如本書15頁示範之湯匙大小）無糖豆漿粉。這樣的早餐飲品就變得均衡高纖了。更棒的選擇是自己製備高鈣豆穀漿（參閱本書第390頁）。

會了嗎？考考你：（答案在次頁）

考題1

想來一包方塊酥，請問有多少C或P？

方塊酥

營養標示		
每一份量36公克		
本包裝含4份		
	每份	每100公克
熱量	181大卡	503大卡
蛋白質	2.8公克	22.1公克
脂肪	8公克	18.3公克
飽和脂肪	3.6公克	9.9公克
反式脂肪	0公克	0公克
碳水化合物	24.6公克	68.2公克
糖	5公克	13.8公克
膳食纖維	0.0公克	0公克
鈉	1毫克	2毫克

考題2

品 名	燒餅 - 紅豆
成 分	麵粉、蛋、砂糖、奶油、麥芽糖、蜂蜜、轉化糖漿、芥花油、已六醇液、紅豆沙、乳化劑(脂肪酸甘油酯、山梨醇酯、水解卵磷脂)、小蘇打粉(碳酸氫鈉)

本包裝共 10 份

紅豆口味

營養標示 每一份量約30公克		每日參考值 百分比
熱量	109大卡	6%
蛋白質	1.8公克	3%
脂肪	4.0公克	7%
飽和脂肪	0.8公克	4%
反式脂肪	0公克	*
碳水化合物	16.4公克	5%
糖	7.9公克	*
鈉	28毫克	1%

考題3

這盒雞蛋豆腐有多少 P ？

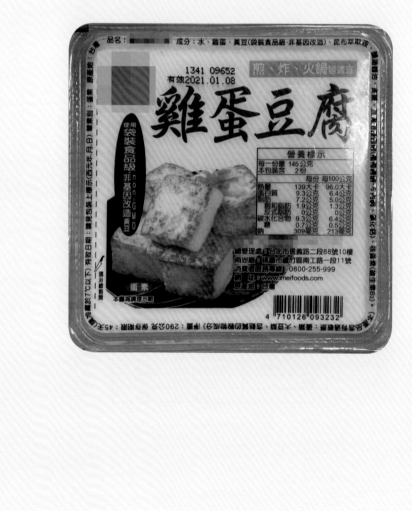

Step 3：扣量

聰明的算出 C 或 P 的量，記得採取行動在下一餐或次日的任何一餐扣除，如果扣除之後量太少會餓，只需多吃青菜增加飽足感即可。如此一來有借有還，再借不難，所吃下的總量完全在掌握之中，飲食調控得宜，好身材輕鬆到手！

結語

1. 習慣的養成很重要，記得吃之前瞄一眼包裝資訊，並將123簡易步驟內化為日常慣性動作，漸漸的就可以成為自己的營養師啦！

2. 許多像零食類的包裝食品所含的營養素偏低，油脂的含量相當高，因此最好久久吃一回或淺嚐即止，否則吃多了會影響我們一天所攝取的總營養素含量，增加油脂的比例，大幅增加健康危機可就虧大了！

3. 其實包裝食品上除了營養標示以外，還有許多值得注意的資訊，包括：原料、有效日期／保存期限、產地、重量與廠商的完整資訊，有些也會加註儲存條件，或含有可能引起過敏的成分等。成為營養師看包裝資訊是基本功，常常也可以長知識，不妨試試看！

答案

考題1：方糖餅乾，181大卡 ÷ 70大卡 = 約2.5 C

考題2：紅豆口味湯圓，109大卡 ÷ 70大卡 = 約1.5C

考題3：高蛋白豆豆腐，2 × 9.3公克 ÷ 7公克 = 約2.5P

Chapter 12

每天「2杯」
發揮速效健康法!

代代相傳的飲食習慣確實難改，但健康可不等人……
為了健康，想自己準備食物，但費時又費力……

從小跟著爸媽這麼吃、上班地方附近吃來吃去就是這些、控肉便當從小吃到大、多年來每天犒賞自己的就是睡前來一塊好吃的…。你是否也有以上不太好的飲食習慣，卻又一時改不掉？或明明好轉又退步了，且聽以下真實故事。

#周小姐每天忙於工作，下班後也累趴了，因此幾乎餐餐外食，是個標準「老外」。兩年多前健康亮紅燈，在治療告一段落、基金會的飲食專班結業後，重回職場打拼。面對一樣忙碌的生活，外食在所難免，但說什麼都不能再讓自己重蹈覆轍，還好有那「兩杯」，讓她可以神采奕奕，安心工作。

#張帥哥的飲食已進步好多，抽血指數也幾乎恢復正常，卻因媽媽住院，生活大亂，飲食回到往常隨便吃，不到兩個月指數又上去了，還好想起那兩杯…。

#好不容易花了快2個月的時間幫王大叔調整飲食，狀況也越來越好，醫師調整了更積極的治療計畫，出現治療副作用噁心嘔吐、食慾不振，飲食彷彿又回原點，體重又開始掉，還好王太太想起那「兩杯」…。

許多因素讓改變飲食困難重重，或時好時壞，但該因此讓健康遠離我們嗎？改變飲食習慣真這麼困難？製備食物很麻煩嗎？可否同時顧及健康也能犒賞自己或追夢？有什麼方法能做到健康（落實健康飲食四式：多樣、適量、全食物、健康用油），並且省時省力？

⇨答案就在每天健康兩杯！

　　只要每週40分鐘＋每天10分鐘，不怕食安來威脅，有時外食也不怕。強化心血管、防癌抗癌、預防慢性疾病的健康種籽就悄悄的在你身上播種了！

健康兩杯＝ **豆穀漿** ＋ **精力湯**

（堅果豆穀漿）＋（蔬果堅果汁）

為什麼有效？

　　許多學員常告訴我生病前總是隨便吃，炸雞薯條、香辣拌麵或抄手，什麼都來，偶而吃吃大餐，也抗拒不了甜點的致命吸引力，自己雖知道吃得不對，卻想沒那麼嚴重吧，但怎麼就被宣判罹癌！在專班第一堂課，我們教學員每天健康兩杯，並要求立即做到。**要透過這兩杯提供高效能的真食物、好食物、全食物，同時落實健康飲食四式：多樣、適量、全食物、健康用油，幫助他們迅速改善飲食。**三個月不到，學員原本體檢的高血脂、血糖、尿酸等，大多可以看到明顯的改善。

　　你也正為生活中的種種狀況而未能好好進食嗎？請跟著我們每天兩杯，健康自然跟著來。最立即的感受就是排便暢快。不用懷疑，你正開始慢慢養回肚子裡的好菌喔！研究發現，過多動物性蛋白質的飲食會導致腸道壞菌增多，壞菌會將紅肉中的左旋肉鹼（L-carnitine）與魚、蛋、奶中的卵磷脂代謝成有害健康的三甲基胺，致使膽固醇代謝異常，進而導致動脈粥樣硬化等心血管疾病。

每天兩杯有何優點？

❶ 製備簡單快速、食材易取得有彈性。

照著方法做，每週40分鐘＋每天10分鐘，就可以輕鬆準備好食材，健康吃變得很簡單，漸漸養成習慣就對了！

❷ 營養豐富，只要兩杯，每天補充數千種植化素。

每天兩杯，發揮畫龍點睛的效果，不僅吃到不常、不易吃到的當季好食材，更讓一日的飲食更豐富與多樣。

❸ 隨時變換組合，創意無限，享受獨創的樂趣。

專班裡許多學員獨創自己的私房配方，營養美味、好玩又有成就感。

❹ 食用方便、省力。

忙碌的生活讓我們連吃也常需速戰速決，或是身體狀況不佳、胃口不好，吃餐飯也好費力。現在，不花三分鐘營養全下肚，你的胃也跟著輕鬆無負擔！

Q：牙齒好好的，直接吃不是更好？

你的牙齒絕沒閒著，整天的飲食夠它忙了，而吃下這麼多食物需要花許多時間，忙碌的現代人不易做到，若遇上胃口不佳就更難做到健康飲食。此外，有些好食材實在不好吃也難下嚥，例如：葡萄皮與籽、檸檬皮、蘋果皮、吃不慣的甜菜根…。藉著蔬果調理機將多種蔬果、豆類全穀與堅果種籽打碎，更方便腸胃消化與吸收。

第一杯：堅果豆穀漿系列
每杯必加的三大類食材與份量（1人份）

P大豆（黃豆或黑豆）

熟黃豆或黑豆共計50公克（約1/2碗＝1P）。

補充豐富優質的植物性蛋白質、特有的異黃酮類植化素與其他多種植化素、必需脂肪酸、維生素礦物質與微量元素例如：鋅、硒、鍺等，（大豆的好處，詳見第6章）。

C全穀雜糧

煮熟全穀飯45公克（1/4碗＝1C）或南瓜/地瓜（1/4碗1/2C）。

全穀雜糧例如：薏仁、紅薏仁、紅豆、綠豆、糙米、燕麥、蕎麥……。也可變換口味採用連皮帶籽蒸熟的南瓜或地瓜，或是採用可以補氣又有利腸胃的四神等。

O堅果

黑芝麻或其他堅果1～2湯匙（1～2O）。

高鈣高鐵的黑芝麻，是每天必加食材，除了補鈣鐵，更增添好風味。富含omega3的亞麻仁籽與核桃，還有綜合堅果也都是好選項。

其他

也可以加煮熟木耳、銀耳或少許紅棗或枸杞。

作法

❶ 稱量豆子：

1人份＝乾黃豆20克，或乾黑豆為25克。可單一或混合，一次煮一週份。

1人份一週用量為：黃豆1米杯，或黑豆1又1/4米杯。

對照下表依人數計量一週份豆子量。（1米杯約140公克）

	一人份	兩人份	三人份	四人份	五人份
A.黃豆	1杯	2杯	3杯	4杯	5杯
B.黑豆	1+1/4杯	2.5杯	3+3/4杯	5杯	6+1/4杯
C.黃黑豆各半	黃豆 1/2杯	黃豆 1杯	黃豆 1+1/2杯	黃豆 2杯	黃豆 2+1/2杯
	黑豆 2/3杯	黑豆 1+1/3杯	黑豆 2杯	黑豆 2+2/3杯	黑豆 3+1/3杯

*建議盡量選擇黑豆、或黃黑豆各半的組合，因為其他餐大多只會攝取到黃豆做的豆腐或豆乾等，不容易吃到黑豆，因此選擇黑豆最理想，可吃到黑豆獨有的營養。

❷ 將豆子洗淨，依1杯豆：2.5杯水的比例加過濾水，放冰箱浸泡8～12小時，以進行微催芽。

❸ 將浸泡水倒掉，更換新的過濾水，液面高過豆子1公分即可。

❹ 整鍋豆攪拌均勻，放入電鍋中蒸半小時～一小時，外鍋大約放2杯水蒸煮。

❺ 待電鍋跳起後放涼，再依每人份約50～60公克（煮熟約1/2碗或2尖湯匙）的量分裝。

❻ 綜合穀類依照煮飯方式煮即可，煮熟的穀類每人份40～50公克（約1/4碗量）分裝，若是南瓜則刷洗乾淨、連皮帶籽蒸熟，取1/2碗。地瓜也是刷洗乾淨盡量連皮蒸熟，取1/3碗為1份分裝。

★南瓜1C是1/2碗，但加1/2碗會太稠，因此份量改為1/4碗＝1/2C。

❼ 調理機中加入豆子1份、穀類1份和黑芝麻或堅果1湯匙，加溫開水200c.c.攪打約40秒到1分鐘（視調理機或果汁機的狀況而定）。如果喜歡喝稀一點，可在打好後酌加少許溫開水調整稠度。

MEMO

① 可以一次蒸熟1～2週的食材，依份量分裝為數小包，放入冰箱冷凍，前一天晚上取出放到冷藏區退冰，或冷凍直接加熱水以調理機打。

② 堅果務必冷藏或冷凍保存。豆類與穀類也盡量低溫保存。

③ 確保食材新鮮，建議每次製作1～2週份（不超過2週）較適宜。

④ 貧血者或素食者，可以採用紅豆取代穀類，補充更多鐵質。

⑤ 最好不加糖，如果需要可加少許蜂蜜或紅棗調整風味。

⑥ 痛風也適合（原因詳見第6章），可以由少量漸增，記得每天喝2000c.c.白開水，有利尿酸排出。

第二杯：蔬果堅果汁系列
每杯必加的三大類食材與份量（1人份）

V蔬菜

任選以下蔬菜，**總量1碗（1V）**。

種類越多越好，盡量連皮。包括：青花椰苗、紫高麗苗、甜菜根、紅蘿蔔、番茄、西洋芹、紫高麗、苦瓜、新鮮薑黃／老薑（體寒者或冬季可以添加）。

F水果

任選以下水果，**總量八分滿碗（1F）**。

種類越多越好，盡量連皮帶籽。水果種類包括：葡萄、蘋果、鳳梨、檸檬、香蕉（少許即可，可增加風味）、莓果類（桑椹、藍莓等）、芭樂、奇異果、金桔、柳丁等。

O堅果

亞麻仁籽或其他堅果1～2湯匙（1～2O）。

富含omega3的亞麻仁籽與核桃，建議每天加1匙，其他還有綜合堅果都是好選項，有助於脂溶性營養素的吸收。

作法

❶ 將以上材料洗淨，以冷開水沖洗過，再加入調理機中，較軟的食材先放（特別是芽菜最好放底部），硬的食材後放（避免蔬果硬塊沒攪打到），加冷或溫開水，約食材高度的八分滿即可（視個人喜好調整稠度）。

❷ 攪打約40秒～1分鐘（視調理機的狀況與個人喜好口感而定）。

MEMO

① 蔬果生食營養更完整，可以吃到新鮮食材旺盛的生命力，還有易受熱破壞的營養素如：維生素 C 與大多數的 B 群、酵素、葉綠素、與植化素等。清洗乾淨後請以冷開水沖洗，可以更加確保衛生安全。

② 為避免蟲卵污染，選用**葉菜類時務必先汆燙過再使用**。

③ 蔬菜水果最好連皮帶籽。蘋果籽因為含有微量的氰苷，但也含有豐富的微量元素，因此，可吃可不吃。

④ 檸檬皮（綠與白的部分）富含植化素，**整顆檸檬刷洗後切片，一人份約1～2片，攪打好後儘速飲用**，否則放超過半小時會變苦，這是因為檸檬裡面有一個很好的成分「檸檬苦素」之故。檸檬籽容易加重苦味，但檸檬苦素含量卻最多，為顧及風味，可只加部份，打好立刻飲用也可降低苦味。加檸檬會增加整杯的香味，因此可以蓋掉口感較不佳的食材，例如：甜菜根、苦瓜等，酸味部分則可加少許香蕉調整，風味更好。

⑤ **亞麻仁籽與核桃富含omega3，是很好的抗發炎成分**，日常生活並不容易吃到，**特別建議使用**，這也是飲用精力湯的重要優點 加平常吃不到的，讓獨特的好食材幫助你更健康。

⑥ 盡量避免冰冷，因此最好以冷開水或溫開水打。如果擔心蔬果屬性過寒，可加幾片薑或薑黃片／粉和少許黑胡椒，就可以去寒了。

⑦ 盛裝的容器建議瓷杯或玻璃杯，如果要分次飲用，可倒入瓷杯中加蓋，放冰箱，並盡快飲用，冰箱存放最多不超過12小時。飲用時放溫水盆中隔水回溫即可飲用。

＊沖洗調理壺的水可以用來澆花，喝精力湯的花或植物會更美更強壯喔！

高鈣黑芝麻豆漿

黑芝麻是富含鈣質與鐵質的食物，加上黃豆是優質蛋白質來源，有助於建造肌肉組織，提升免疫力，也可預防骨質疏鬆症，是均衡且高鈣的飲品。

材料（1人份）

蒸熟黃豆	50g	（1/3碗）
糙米飯	40g	（1/4碗）
黑芝麻粒	10g	（1平匙）
熱開水	約250c.c.	

事前準備｜

黃豆先催芽＝洗淨後浸泡8～12小時，放電鍋蒸熱（約半小時）。

作法｜

將所有食材依序置入調理機容杯，蓋緊杯蓋，開機攪打90秒，即可完成。

熱量	碳水化合物	蛋白質	脂肪	鈉	鈣	膳食纖維
206 Kcal	18.3 g	11.4 g	9.4 g	1 mg	153mg	5.6 g

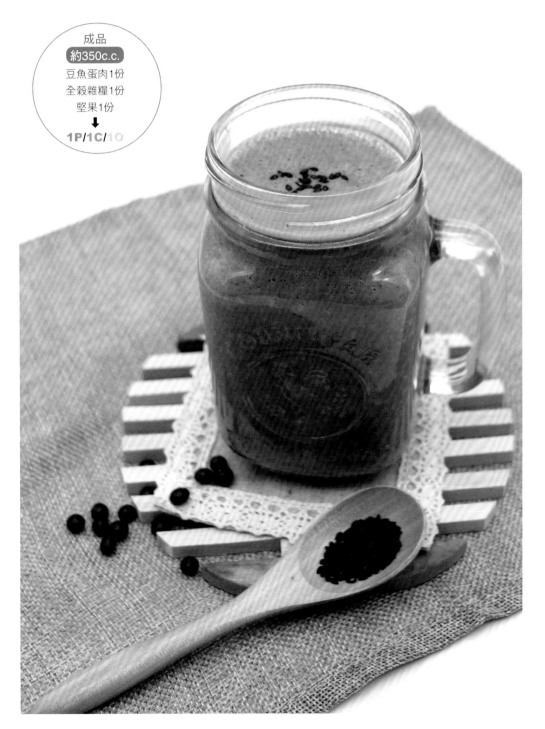

成品
約350c.c.
豆魚蛋肉1份
全穀雜糧1份
堅果1份
↓
1P/1C/1O

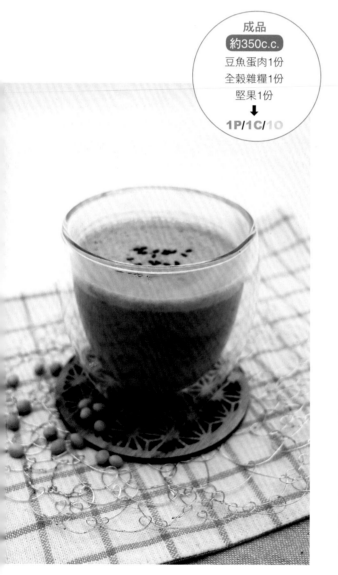

多穀多健康

堅果豆穀漿系列

穀類所含的離氨酸（必須胺基酸的一種）含量較低，而豆類則有較多的離氨酸，但卻缺甲硫氨酸，兩者合併食用，可彌補彼此的不足，所以飲食不用大魚大肉，適當的利用食物互補法一樣能獲取品質好的蛋白質。

成品
約350c.c.

豆魚蛋肉1份
全穀雜糧1份
堅果1份

↓

1P/1C/1O

材料（1人份）	
蒸熟黃豆	25g
蒸熟黑豆	25g
糙米飯	15g
紅薏仁	12g
雪蓮子	12g
米豆	12g
黑芝麻	7g
亞麻仁籽	4g
熱開水	約250c.c.

事前準備｜

黃豆、黑豆先催芽＝洗淨後浸泡8～12小時。

作法｜

將所有食材依序置入調理機容杯，蓋緊杯蓋，開機攪打90秒，即可完成。

金盅漿

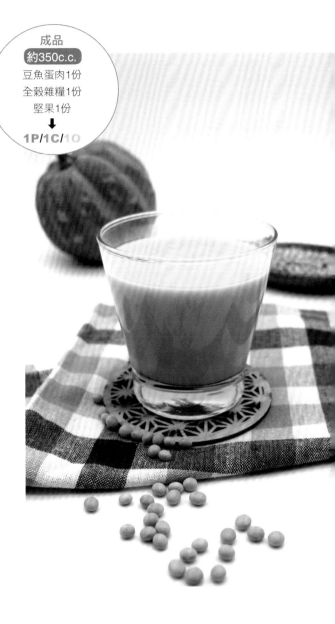

南瓜全身都是寶，外皮富含纖維，可刺激腸道蠕動、預防便祕；瓜肉富含β-胡蘿蔔素，為瓜類之冠，可強化黏膜及皮膚的健康，抑制癌細胞生長；南瓜籽含鋅量高，有助於預防攝護腺腫大或癌變。

材料（1人份）

蒸熟黃豆	50g	（1/3碗）
蒸熟南瓜	85g	（連皮帶籽1/2碗）
綜合堅果	10g	（1平匙）
熱開水	約250c.c.	

事前準備｜

黃豆先催芽＝洗淨後浸泡8～12小時。

作法｜

將所有食材依序置入調理機容杯，蓋緊杯蓋，開機攪打90秒，即可完成。

花漾寶盒精力湯

富含花青素等多酚物質，保護細胞免受自由基的傷害，且維生素A、C的含量豐富，有助於膠原蛋白的合成，促進傷口癒合，保護視力、預防癌症。

材料（1人份）

紫高麗菜苗	20g
甜菜根	15g
胡蘿蔔	20g
西芹	15g
大番茄	30g
蘋果	60g（小半顆）
鳳梨	60g（1/2碗）
綜合堅果	10g（1平匙）
冷開水	250c.c.

作法 |

將所有食材依序置入調理機容杯，蓋緊杯蓋，開機攪打50秒，即可完成。

熱量	碳水化合物	蛋白質	脂肪	鈉	鉀	膳食纖維
145 Kcal	21.4g	2.6g	5.3g	72mg	443mg	6.0g

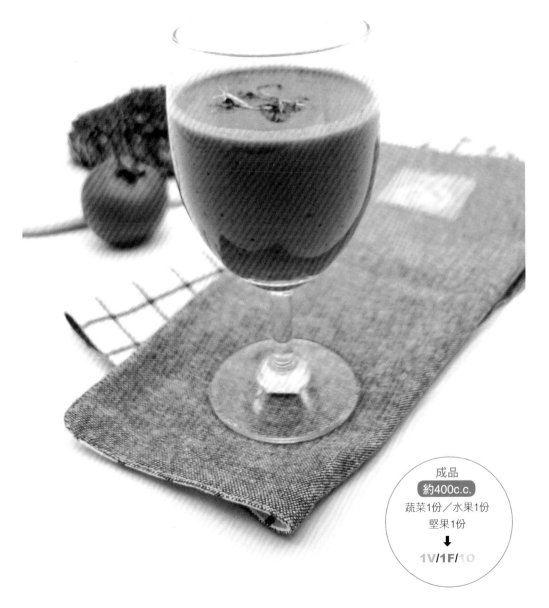

成品
約400c.c.
蔬菜1份／水果1份
堅果1份
↓
1V/1F/1O

紫葳森林

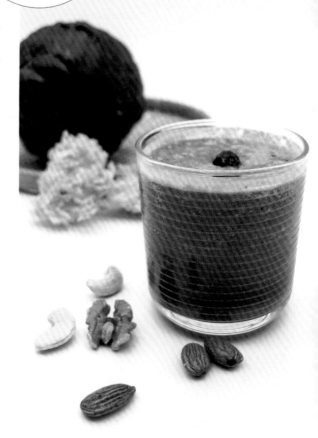

富含多酚類植化素，例如：花青素、白藜蘆醇等，能保持血管彈性、清除自由基、預防癌症。

材料（1人份）

紫高麗菜	50g
甜菜根	10g
青花椰苗	10g
白木耳	10g
葡萄	80g（連皮帶籽）
藍莓	25g
綜合堅果	10g（1平匙）
冷開水	250c.c.

作法｜

將所有食材依序置入調理機容杯，蓋緊杯蓋，開機攪打50秒，即可完成。

蔬福濃湯

MIX變化版

一湯有五色蔬菜，營養多元又高纖，其中番茄富含「茄紅素」，具強效抗氧化力，可改善心血管疾病，也能防癌抗癌，尤其對抗攝護腺癌的效果特別顯著。

材料（1人份）

大番茄	70g（半顆）
紅蘿蔔	15g
西芹	20g
高麗菜	25g
洋蔥	20g
蘋果	15g
毛豆仁	50g
薑黃粉、黑胡椒、鹽	少許
綜合堅果	10g（1平匙）
熱開水	300c.c.

作法｜

將所有食材（除了高麗菜）置入調理機容杯，攪打1分半鐘後，再加入高麗菜以低速攪打5秒即可完成。

附表2　食物代換表

附-1 食物代換表	附-4 全穀雜糧類 C
附-2 乳品類 M	附-5 蔬菜類 V
附-3-1 豆、魚、蛋、肉類 P	附-6 水果類 F
附-3-2 豆、魚、蛋、肉類 P	附-7 油脂與堅果類 O
附-3-3 豆、魚、蛋、肉類 P	

附-1 食物代換表

資料來源：衛福部國健署2018,12

品名	蛋白質（公克）	脂肪（公克）	醣類（公克）	熱量（大卡）
乳品類（全脂）	8	8	12	150
（低脂）	8	4	12	120
（脫脂）	8	+	12	80
豆、魚、蛋、肉類				
（低脂）	7	3	+	55
（中脂）	7	5	+	75
（高脂）	7	10	+	120
全穀雜糧類	2	+	15	70
蔬菜類	1		5	25
水果類	+		15	60
油脂與堅果類		5		45

+：表微量

有關主食類部分，若採糖尿病、低蛋白飲食時，米食蛋白質含量以 1.5 公克，麵食蛋白質以 2.5 公克計。

稱量換算表	
1 杯 ＝ 16 湯匙	1 公斤 ＝ 2.2 磅
1 湯匙 ＝ 3 茶匙 ＝ 15 毫升	1 磅 ＝ 16 盎司
1 公斤 ＝ 1000 公克	1 磅 ＝ 454 公克
1 台斤（斤）＝ 600 公克	1 盎司 ＝ 30 公克
1 市斤 ＝ 500 公克	1 杯 ＝ 240 公克（C.C.）

附-2 乳品類

全脂：每份含蛋白質8公克，脂肪 8 公克，醣類有12公克，熱量150大卡

名稱	分量	計量
全脂奶	1 杯▲	240 毫升
全脂奶粉	3 湯匙	30 公克
蒸發奶	1/2杯	120 毫升
＊起司片	2 片	45 公克
＊乳酪絲		35 公克

低脂：每份含蛋白質 8 公克，脂肪 4 公克，醣類有 12 公克，熱量 120 大卡

名稱	分量	計量
低脂奶	1 杯	240 毫升
低脂奶粉	2 湯匙▲2	25 公克
優格（無糖）	3/4碗	210 公克
優酪乳（無糖）	1 杯	240 毫升

脫脂：每份含蛋白質 8 公克，醣類有 12 公克，熱量 80 大卡

名稱	分量	計量
脫脂奶	1 杯	240 毫升
脫脂奶粉	2 湯匙▲3	20 公克

▲：全脂奶粉原表4湯匙是量匙 本書所用匙為3湯匙

▲2：低脂奶粉原表3湯匙是量匙 本書所用匙為2湯匙

▲3：脫脂奶粉原表2.5湯匙是量匙 本書所用匙為2湯匙

＊每份醣類含量（公克）：起司片 2.9、乳酪絲 2.1。

附-3-1 豆、魚、蛋、肉類

每份含蛋白質 7 公克，脂肪 3 公克以下，熱量 55 大卡

項目	食物名稱	可食部分生重（公克）	可食部分熟重（公克）
水產（1）	◎ 蝦米	15	1湯匙▲
	◎ 小魚干	10	2湯匙▲
	◎ 蝦皮	20	
	魚脯	30	
	鰹魚、鮪魚	30	
	一般魚類	35	1湯匙▲
	白鯧	40	
	蝦仁	50	
	◎◎ 小卷（鹹）	35	
	◎ 花枝	60	
	◎◎ 章魚	55	
	＊ 魚丸（不包肉）（+10 公克碳水化合物）	55	55
	牡蠣	65	35
	文蛤	370	2湯匙▲
	白海參	100	
家畜	豬大里肌（瘦豬後腿肉）（瘦豬前腿肉）	35	30
	牛腱	35	1湯匙▲
	＊ 牛肉干（+5 公克 碳水化合物）	20	
	＊ 豬肉干（+5 公克碳水化合物）	15	
	＊ 火腿（+5 公克碳水化合物）	45	
家禽	雞里肌、雞胸肉	30	1湯匙▲
	雞腿	40	
內臟	牛肚	50	
	◎ 雞肫	40	
	豬心	45	
	◎ 豬肝	30	20
	◎◎ 雞肝	40	30
	◎ 膽肝	20	
	◎◎ 豬腎	45	
	◎◎ 豬血	110	
蛋	雞蛋白	60	1.5顆▲

每份含蛋白質 7 公克，脂肪 3 公克以下，熱量 55 大卡

項目	食物名稱	可食部分生重（公克）	可食部分熟重（公克）
豆類及其製品	黃豆（+5 公克 碳水化合物）	20	2湯匙▲
	黑豆（+10 公克 碳水化合物）	25	2湯匙▲
	毛豆（+5 公克 碳水化合物）	50	
	豆包	30	1/2塊▲
	干絲	40	
	臭豆腐	50	
	無糖豆漿	190 毫升	
	麵腸	35	1/3塊▲
	麵丸	40	
	＊ 烤麩	35	

＊ 含碳水化合物成分，熱量較其他食物為高。

◎ 每份膽固醇含量 50～99毫公克。

◎◎ 每份膽固醇含量 ≧100毫公克。

（1）本欄精算油脂時，水產脂肪量以 1 公克以下計算。

▲：原表無資料，本書新增。

附-3-2 豆、魚、蛋、肉類

每份含蛋白質 7 公克，脂肪 5 公克，熱量 75 大卡

項目	食物名稱	可食部分生重（公克）	可食部分熟重（公克）
水產	虱目魚、烏魚、肉鯽、鹹鰛魚、鮭魚	35	30
	＊ 魚肉鬆（+10公克碳水化合物）	25	3湯匙▲
	鱈魚、比目魚	50	1湯匙▲
	＊ 虱目魚丸、花枝丸（+7公克 碳水化合物）	50	3顆▲
	＊ 旗魚丸、魚丸（包肉）（+7 公克 碳水化合物）	60	3顆▲
家畜	豬大排、豬小排	35	30/1湯匙▲
	豬後腿肉、豬前腿肉、羊肉、豬腳	35	30/1湯匙▲
	＊ 豬肉鬆（+5公克 碳水化合物）、肉脯	20	3湯匙▲
	低脂培根	40	
家禽	雞翅、雞排	40	
	雞爪	30	
	鴨賞	25	
內臟	豬舌	40	
	豬肚	50	
	◎◎ 豬小腸	55	
	◎◎ 豬腦	60	
蛋	◎◎ 雞蛋	55	

項目	食物名稱	可食部分生重（公克）	可食部分熟重（公克）
豆類及其製品	＊豆枝（+5公克油脂+30公克碳水化合物）	60	
	百頁結	50	
	油豆腐	55	
	豆豉	35	
	五香豆干	35	1/4碗▲
	小方豆干	40	
	黃豆干	70	1/2碗▲
	傳統豆腐	80	1/2碗▲
	嫩豆腐	140（1/2 盒）	
	食物名稱	碳水化合物（公克）	可食部分生重（公克）
	可食部分熟重		
	＊ 素獅子頭	5	50
	＊ 素火腿	3	40
	＊ 素油雞	7	55
	＊ 素香鬆	12	25

＊含碳水化合物成分，熱量較其他食物為高。

◎◎ 每份膽固醇含量 ≧ 100 毫公克。

▲：原表無資料，本書新增。

附-3-3豆、魚、蛋、肉類

每份含蛋白質 7 公克，脂肪 10 公克，熱量 120 大卡

食物名稱	可食部分生重（公克）	可食部分熟重（公克）
麵筋泡	15	
秋刀魚	35	1/4碗▲
牛肉條	40	
＊ 豬肉酥（+5公克碳水化合物）	20	
◎ 雞心	45	
素雞	40	1/2條▲
素魚	35	
＊ 素雞塊（+7公克碳水化合物）	50	
百頁豆腐	70	1/2碗▲

每份含蛋白質 7 公克，脂肪 10 公克以上，熱量 135 大卡以上，應少食用

項目	食物名稱	可食部分生重（公克）	可食部分熟重（公克）
家畜	豬蹄膀	40	
	梅花肉	35	1湯匙▲
	牛腩	40	
	◎◎ 豬大腸	100	
加工製品	香腸、蒜味香腸、五花臘肉	40	
	熱狗、五花肉	50	
	＊ 素肉燥（+10公克碳水化合物）	65	

＊含碳水化合物成分，熱量較其他食物為高。

◎ 每份膽固醇含量 50～99毫公克。

◎◎ 每份膽固醇含量 ≧100毫公克。

▲：原表無資料，本書新增。

附 -4 全穀雜糧類

每份含蛋白質 2 公克，醣類有 15 公克，熱量 70 大卡

名稱	份量	可食重量（公克）	名稱	份量	可食重量（公克）
米類			餃子皮	3 張	30
米、黑米、小米、糯米等	熟 1/4 碗 ▲	20	餛飩皮	3-7 張	30
糙米、什穀米、胚芽米	熟 1/4 碗 ▲	20	春捲皮	1 1/2 張	30
飯	1/4 碗	40	饅頭	1/4 個（中）▲ 8	30
粥（稠）	1/2 碗	125	山東饅頭	1/6 個	30
白年糕		30	吐司、全麥吐司	2/3 片▲ 9	30
芋頭糕		60	餐包	1 個（小）	30
蘿蔔糕 6x8x1.5 公分	1 塊	50	漢堡麵包	1/3 個▲ 9	25
豬血糕		35	△菠蘿麵包（+1 茶匙油）	1/3 個（小）	30
小湯圓（無餡）	約 10 粒	30	△奶酥麵包（+1 茶匙油）	1/3 個（小）	30
麥類			蘇打餅干	2 大片 ▲ 10	20
大麥、小麥、蕎麥		20	△燒餅（+1/2 茶匙油）	1/4 個	20
麥粉	3 湯匙▲ 2	20	△油條（+3 茶匙油）	4/5 根▲ 4	40
麥片	2 湯匙▲ 3	20	◎甜不辣	4 小條▲	70
麵粉	2 湯匙▲ 3	20	**雜糧類**		
麵條（乾）		20	玉米或玉米粒	2/3 根	85
麵條（濕）		30	爆米花（不加奶油）	1 杯	15
麵條（熟）	1/2 碗	60	◎薏仁	熟 2 湯匙 ▲ 6	20
拉麵	熟 1/3 碗 ▲	25	◎蓮子（乾）	40 粒	25
油麵	1/2 碗	45	栗子（乾）	3 粒(大)	20
鍋燒麵（熟）		60	菱角	8 粒	60
◎通心粉	熟 1/2 碗 ▲	20	南瓜	1/2 碗▲	85
◎義大利麵（乾）、全麥	熟 1/2 碗▲	20	◎豌豆仁	1/2 碗▲	70
麵線（乾）		25	◎皇帝豆		65

名稱	份量	可食重量（公克）
根莖類		
馬鈴薯（3個／斤）	1/2 碗	90
蕃薯（4個／斤）	1/3 碗▲5	55
山藥	1/2 碗▲5	80
芋頭（滾刀塊3～4塊）	1/3 碗▲	55
荸薺	8 粒	100
蓮藕	2/3 碗▲	100
高蛋白質乾豆類		
◎紅豆、綠豆、花豆	熟 2 湯匙 ▲7	25
◎蠶豆、刀豆	熟 2 湯匙 ▲7	20
◎鷹嘴豆	熟 2 湯匙 ▲7	25
其他澱粉製品		
＊冬粉（乾）	1/2 把	15
＊蓮藕粉	2 湯匙▲3	20
＊西谷米（粉圓）	11/2 湯匙	15
＊米苔目（濕）		50
＊米粉（乾）		20
＊米粉（濕）	1/2 碗	30~50
芋圓、地瓜圓（冷凍）	7 粒▲	30
河粉（濕）	熟 1/3 碗	50 ▲11
越南春捲皮（乾）		20
蛋餅皮、蔥油餅皮（冷凍）		35

＊蛋白質較其它主食為低，飲食需限制蛋白質時可多利用，每份蛋白質含量（公克）：冬粉 0.02、藕粉 0.02、西谷米 0.02、米苔目 0.3、米粉 0.1、蒟蒻 0.1。

◎蛋白量較其它主食為高，每份蛋白質含量（公克）：通心粉 2.5、義大利麵 2.7、甜不辣 8.8、薏仁 2.8、蓮子 4.8、豌豆仁 5.4、紅豆 5.1、綠豆 5.4、花豆 5.3、蠶豆 2.7、刀豆 4.9、鷹嘴豆 4.7、皇帝豆 5.1。

△菠蘿麵包、奶酥麵包、燒餅、油條等油脂含量較高。

▲：原表無資料，本書新增。

▲1：原表 1/8 米杯，本書改以熟 1/4 碗說明份量。

▲2：麥粉原表為 4 湯匙（量匙），本書所用匙為 3 湯匙。

▲3：麥片、麵粉、蓮藕粉原表為 3 湯匙（量匙），本書所用匙為 2 湯匙。

▲4：油條原表 2/3 根，本書實測量值 4/5 根。

▲5：番薯、山藥原表 1/2 個、1 塊，本書實測量值 1/3 碗與 1/2 碗。

▲6：薏仁原表 1 1/2 量匙，改為熟 2 湯匙（本書所用匙）。

▲7：紅豆 ...、蠶豆 ...、鷹嘴豆 ... 原表為乾 2 量匙，改為熟 2 湯匙（本書所用匙）。

▲8：饅頭原表為 1/3 個（中），本書實測量值為 1/4 個。

▲9：吐司與漢堡原表為 1/2 ～ 1/3 片與 1/2 個，本書實測量值為 2/3 片與 1/3 個。

▲10：蘇打餅干原表為 3 片，本書實測量值為 2 大片或 4.5 小片。

▲11：河粉原表為 25 克，經查食物成分分析應為 50 克，故修正。

附-5 蔬菜類

每份 100 公克（可食部分）含蛋白質 1 公克，醣類 5 公克，熱量 25 大卡

食物名稱			
＊ 黃豆芽	胡瓜	葫蘆瓜	蒲瓜（扁蒲）
木耳	茭白筍	＊ 綠豆芽	洋蔥
甘藍	高麗菜	山東白菜	包心白菜
翠玉白菜	芥菜	萵苣	冬瓜
玉米筍	小黃瓜	苦瓜	甜椒（青椒）
澎湖絲瓜	芥蘭菜嬰	胡蘿蔔	鮮雪裡紅
蘿蔔	球莖甘藍	麻竹筍	綠蘆筍
小白菜	韭黃	芥蘭	油菜
空心菜	＊ 油菜花	青江菜	美國芹菜
紅鳳菜	＊ 皇冠菜	紫甘藍	萵苣葉
＊ 龍鬚菜	花椰菜	韭菜花	金針菜
高麗菜芽	茄子	黃秋葵	番茄（大）
＊ 香菇	牛蒡	竹筍	半天筍
＊ 苜蓿芽	鵝菜心	韭菜	＊ 地瓜葉
芹菜	茼蒿	＊ 紅莧菜	（番薯葉）
＊ 荷蘭豆菜心	鵝仔白菜	＊ 青江菜	白鳳菜
＊ 柳松菇	＊ 洋菇	猴頭菇	＊ 黑甜菜
芋莖	金針菇	＊ 小芹菜	莧菜
野苦瓜	紅梗珍珠菜	川七	番茄罐頭
角菜	菠菜	＊ 草菇	

\# 本表依照蔬菜鉀離子含量排列由左至右，由上而下漸增。下欄之鉀離子含量最高，因此血鉀高的病人應避免食用。

＊ 表示該蔬菜之蛋白質含量較高。

附-6 水果類

每份含碳水化合物 15 公克，熱量 60 大卡

	食物名稱	購買量 （公克）	可食量 （公克）	分量
柑橘類	油柑（金棗）（30 個／斤）	120	120	6 個
	柳丁（4 個／斤）	170	130	1 個
	香吉士	185	130	1 個
	椪柑（3 個／斤）	190	150	1 個
	桶柑（海梨）（4 個／斤）	190	155	1 個
	＊白柚	270	165	2 片
	葡萄柚	245	165	3/4 個
蘋果類	青龍蘋果	130	115	小 1 個
	五爪蘋果	140	125	小 1 個
	富士蘋果	145	130	小 1 個
瓜類	＊＊哈密瓜	300	150	1/4 個
	＊木瓜（1 個／斤）	165	150	1/3 個
	＊＊香瓜（美濃）	245	165	2/3 個
	＊紅西瓜	320	180	1 碗▲
	黃西瓜	320	195	1 個▲
	＊＊太陽瓜	240	215	2/3 個
	＊＊新疆哈密瓜	290	245	2/5 個
芒果類	金煌芒果	140	105	1 片
	愛文芒果	225	150	1 1/2 片
芭樂類	＊葫蘆芭樂	-	155	1 個
	＊土芭樂	-	155	1 個
	＊泰國芭樂（1 個／斤）	-	160	1/3 個
梨類	西洋梨	165	105	1 個
	粗梨	140	120	小 1 個
	水梨	210	145	3/4 個

食物名稱		購買量（公克）	可食量（公克）	分量
桃類	仙桃	75	50	1 個
	水蜜桃（4 個／斤）	150	145	小 1 個
	＊玫瑰桃	150	145	1 個
	＊＊桃子	250	220	1 個
李類	黑棗梅（12 個／斤）	115	110	3 個
	加州李（4 個／斤）	125	120	小 1 個
	李子（14 個／斤）	155	145	4 個
棗類	紅棗	30	25	10 個
	黑棗	30	25	9 個
	＊綠棗子	140	130	2 個
柿類	柿餅	35	33	3/4 個
	紅柿（6 個／斤）	105	100	小1 個▲2
其他	椰棗		20	
	榴槤	130	45	1/4 瓣
	＊釋迦（3 個／斤）	105	60	1/2 個
	香蕉（3 根／斤）	95	70	大 1/2 根、小一根
	櫻桃	85	80	9 個
	紅毛丹	150	80	
	山竹（7 個／斤）	420	84	5 個
	葡萄	105	85	11 個▲3
	＊龍眼	130	90	13 個
	荔枝（30 個／斤）	185	100	9 個
	火龍果		110	
	＊奇異果（6 個／斤）	125	105	1.5 個
	鳳梨（4 斤／個）	205	110	1/10 片
	百香果（6 個／斤）		140	4個▲4
	枇杷	230	155	
	＊草莓	170	160	小 16 個

	食物名稱	購買量（公克）	可食量（公克）	分量
其他	蓮霧（6個／斤）	180	165	2個
	楊桃（2個／斤）	180	170	3/4個
	＊聖女番茄	220	220	20個▲5
果乾類	椰棗		20	
	芒果乾		20	
	芭樂乾		20	
	無花果乾		20	
	葡萄乾		20	1湯匙▲
	蔓越莓乾		20	
	鳳梨乾		20	
	＊龍眼干		22	
	黑棗梅		25	
	芒果青		30	

＊ 每份水果含鉀量 200～399毫公克。

＊＊每份水果含鉀量 ≧ 400毫公克。

果乾類含添加糖。

▲：原表無資料，本書新增。

▲1：紅、黃西瓜原表1片、1/3個，本書改以1碗說明份量。

▲2：紅柿原表為3/4個，本書實測量值為1個。

▲3：葡萄原表為13個，本書實測量值為11個。

▲4：百香果原表2個，本書實測量值4個。

▲5：聖女番茄原表23個，本書實測量值20個。

附-7 油脂與堅果類

每份含脂肪 5 公克，熱量 45 大卡

食物名稱	購買量 （公克）	可食量 （公克）	分量
植物油			
大豆油	5	5	1 茶匙
玉米油	5	5	1 茶匙
花生油	5	5	1 茶匙
紅花子油	5	5	1 茶匙
葵花子油	5	5	1 茶匙
麻油	5	5	1 茶匙
椰子油	5	5	1 茶匙
棕櫚油	5	5	1 茶匙
橄欖油	5	5	1 茶匙
葵花油	5	5	1 茶匙
椰漿 （+1.5 公克碳水化合物）	30	30	
椰奶 （+2 公克碳水化合物）	55	55	
動物油			
牛油	6	6	1 茶匙
豬油	5	5	1 茶匙
雞油	5	5	1 茶匙
＊ 培根	15	15	1 片 （25x3.5x0.1公分）
＊ 奶油乳酪 （cream cheese）	12	12	2 茶匙

＊ 熱量主要來自脂肪但亦含有少許蛋白質 ≧ 1 公克。

＃資料來源： Mahan and Raymond （20

食物名稱	購買量 （公克）	可食量 （公克）	分量
其他			
瑪琪琳、酥油	6	6	1 茶匙
蛋黃醬	8	8	1 茶匙
沙拉醬（法國式、義大利式）	10	10	2 茶匙
＊ 花生醬	9	9	1 茶匙
鮮奶油	13	13	1 湯匙
＃ 加州酪梨（1 斤 2~3 個） （+3 公克碳水化合物）	60	40	2 湯匙 （1/6 個）

＊ 熱量主要來自脂肪但亦含有少許蛋白質 ≧ 1 公克。

＃ 資料來源： Mahan and Raymond （20

食物名稱	購買量 （公克）	可食量 （公克）	分量	蛋白質 （公克）
堅果類				
＊ 瓜子	20 （約 50 粒）	15	1 湯匙	4
＊ 南瓜子、葵花子	12 （約 30 粒）	10	1 湯匙	2
＊ 各式花生仁	13	13	1 湯匙	4
花生粉	13	13	1 湯匙	4
＊ 黑（白）芝麻	10	10	1 湯匙	1
＊ 杏仁果	7	7	1/2 湯匙	2
＊ 腰果	10	10	1/2 湯匙	2
＊ 開心果	15	10	15 粒	2
＊ 核桃仁	7	7	2 粒	1

＊ 熱量主要來自脂肪但亦含有少許蛋白質 ≧ 1 公克。

食材索引

食物中的秘密—O 油脂與堅果種籽類

食物中的秘密—M 乳品類

外食族看這邊！

2021 最新版食物代換圖鑑
做自己的
營養師

★ 暢銷 增訂版

作者	財團法人癌症關懷基金會 黃翠華、黃書宜
美術設計	RabbitsDesign
內頁攝影	劉騏綸、柯苡庭、周信成
插畫	詹筱帆
社長	張淑貞
總編輯	許貝羚
行銷	洪雅珊
發行人	何飛鵬
事業群總經理	李淑霞
出版	城邦文化事業股份有限公司 麥浩斯出版
地址	115 台北市南港區昆陽街 16 號 7 樓
電話	02-2500-7578
傳真	02-2500-1915
購書專線	0800-020-299

發行	英屬蓋曼群島商家庭傳媒股份有限公司 城邦分公司
地址	115 台北市南港區昆陽街 16 號 5 樓
電話	02-2500-0888
讀者服務電話	0800-020-299（9:30AM~12:00PM；01:30PM~05:00PM）
讀者服務傳真	02-2517-0999
讀者服務信箱	csc@cite.com.tw
劃撥帳號	19833516
戶名	英屬蓋曼群島商家庭傳媒股份有限公司城邦分公司
香港發行	城邦〈香港〉出版集團有限公司
地址	香港灣仔駱克道193號東超商業中心1樓
電話	852-2508-6231
傳真	852-2578-9337
Email	hkcite@biznetvigator.com
馬新發行	城邦〈馬新〉出版集團Cite(M) Sdn Bhd
地址	41, Jalan Radin Anum, Bandar Baru Sri Petaling,57000 Kuala Lumpur, Malaysia.
電話	603-9057-8822
傳真	603-9057-6622
製版印刷	凱林印刷事業股份有限公司
總經銷	聯合發行股份有限公司
地址	新北市新店區寶橋路235巷6弄6號2樓
電話	02-2917-8022
傳真	02-2915-6275
版次	初版 10 刷 2024 年 6 月
定價	新台幣520元／港幣173元

Printed in Taiwan 著作權所有 翻印必究

（缺頁或破損請寄回更換）

做自己的營養師〔暢銷增訂版〕：2021最新版
食物代換圖鑑/黃翠華, 黃書宜著. -- 初版. -- 臺
北市：城邦文化事業股份有限公司麥浩斯出版：
英屬蓋曼群島商家庭傳媒股份有限公司城邦分
公司發行, 2021.01
　面；　公分
ISBN 978-986-408-651-1(平裝)
1.食物 2.營養 3.圖錄
411.3025　　　　　　　　　　109021534